Kshema Mathew
H Murali Rao
B S Keshava Prasad

Endodontia regenerativa

Kshema Mathew
H Murali Rao
B S Keshava Prasad

Endodontia regenerativa

Revitalizando raízes: futuro do tratamento endodôntico

ScienciaScripts

Cover image: www.ingimage.com

This book is a translation from the original published under ISBN 978-620-8-22484-4.

Publisher:
Sciencia Scripts
is a trademark of
Dodo Books Indian Ocean Ltd. and OmniScriptum S.R.L publishing group

120 High Road, East Finchley, London, N2 9ED, United Kingdom
Str. Armeneasca 28/1, office 1, Chisinau MD-2012, Republic of Moldova, Europe
Printed at: see last page
ISBN: 978-620-8-26570-0

RESUMO

A patose pulpar e perirradicular, que pode ser causada por cáries, traumatismos ou anomalias dentárias, é uma doença comum na clínica para tratamento dentário. O tratamento do canal radicular (TRR) é uma opção convencional para tratar as doenças endodônticas em dentes permanentes totalmente desenvolvidos, demonstrando excelentes resultados clínicos, enquanto o procedimento de apexificação é a modalidade de tratamento tradicional para os dentes permanentes imaturos com necrose pulpar. O objetivo do tratamento endodôntico é eliminar a inflamação/infeção pulpar e periapical e preservar os dentes. No entanto, estes procedimentos de tratamento removem a polpa e alguns tecidos dentinários, o que enfraquece a resistência dentinária, as respostas imunológicas e as funções proprioceptivas, levando a um maior risco de reinfeção e fratura dentária. Como reconstruir a polpa vital e restaurar a função biológica dos dentes torna-se o objetivo da endodontia contemporânea.

O conceito de regeneração do tecido pulpar foi inicialmente proposto por Nygaard-Ostby na década de 1960, lançando as bases da endodontia regenerativa. A endodontia regenerativa é um dos desenvolvimentos mais interessantes da medicina dentária atual e os endodontistas estão na vanguarda desta investigação de ponta.

A endodontia regenerativa utiliza o conceito de engenharia de tecidos para restaurar os canais radiculares a um estado saudável, permitindo o desenvolvimento contínuo da raiz e do tecido circundante. Os conhecimentos dos endodontistas nos domínios da biologia da polpa, dos traumatismos dentários e da engenharia de tecidos podem ser aplicados para realizar um tratamento endodôntico regenerativo de base biológica em dentes permanentes imaturos necróticos, resultando num desenvolvimento contínuo da raiz, no aumento da espessura das paredes dentinárias e no encerramento apical. Estes desenvolvimentos na regeneração de um complexo polpa-dentina funcional têm um impacto promissor nos esforços para manter a dentição natural, o objetivo final do tratamento endodôntico.

Índice

INTRODUÇÃO

A saúde dos dentes depende da integridade do tecido duro e da atividade da polpa e dos tecidos periodontais, que são responsáveis pelo fornecimento de nutrição aos dentes. A polpa dentária deriva das células da crista neural. A proliferação e a condensação destas células levam à formação da papila dentária, da qual deriva a polpa madura. A polpa madura tem uma forte semelhança com o tecido conjuntivo embrionário, com uma camada de células altamente especializadas, os odontoblastos, ao longo da sua periferia. O confinamento físico da polpa dentária, a sua elevada incidência de inervação nervosa sensorial e os ricos componentes microcirculatórios fazem da polpa dentária um tecido único [1][2].

Um estudo recente sobre a invasão bacteriana nos túbulos dentinários de dentes humanos com ou sem polpa viável demonstrou que os dentes com polpas saudáveis são muito mais resistentes à invasão bacteriana nos túbulos dentinários do que os dentes com obturações de canais radiculares. Assim, a polpa desempenha um papel importante neste processo de defesa .[2]

As células especializadas da polpa, os odontoblastos, e talvez as células mesenquimais indiferenciadas (que podem se diferenciar em células formadoras de dentina se estimuladas), mantêm a capacidade de formar dentina ao longo da vida. Isto permite que a polpa saudável compense parcialmente a perda de esmalte ou dentina causada por cáries dentárias ou desgaste dentário através da formação de uma barreira de tecido duro que isola os irritantes do tecido pulpar remanescente [1][2][3].

O conhecimento da função normal da polpa, dos seus componentes e da sua interação é necessário para fornecer uma estrutura para a compreensão das alterações que ocorrem nas polpas doentes. A polpa dentária doente, com o seu potencial reparador limitado, deixa muito poucas alternativas de tratamento (como o capeamento pulpar ou a terapia de canais radiculares). Ao mesmo tempo, as restaurações dentárias ou as próteses também têm uma vida útil limitada. As terapias da polpa vital dependem da idade do paciente, da quantidade de exposição pulpar e da duração da mesma, entre outros factores. Assim, os resultados obtidos com as terapias da polpa vital são bastante imprevisíveis em termos de sucesso a longo prazo[2][3] . Por isso, o interesse atual centra-se no desenvolvimento de terapias alternativas de substituição de tecidos dentários, o que leva a que a investigação dentária seja concedida à aplicação da engenharia de tecidos dentários como um método clinicamente relevante para a regeneração dos tecidos dentários e geração de dentes inteiros com bioengenharia, o que irá expandir o horizonte do tratamento endodôntico [4].

As lições da biologia do desenvolvimento permitiram uma melhor compreensão dos genes envolvidos em processos normais e patológicos. Para além dos factores de transcrição, os factores de crescimento e uma série de moléculas da matriz extracelular (MEC) preparam o caminho para a reparação e regeneração controlada dos tecidos. A perda ou fratura da dentina do dente pode expor o tecido pulpar devido a cáries ou traumatismos, respetivamente. A cicatrização de dentes gravemente danificados é difícil de efetuar. O principal problema parece ser a falta de capacidade da polpa dentária para regenerar a sua população celular e a sua estrutura mineralizada após uma lesão ou infeção. Isto representa um objetivo formidável para a introdução de terapias dentárias que utilizam abordagens de engenharia de tecidos para regenerar dentes doentes, perdidos e em falta, em vez de polpa dentária.

O conceito de indução de dentina reparadora para tratar o tecido dentário perdido devido à progressão da cárie não é novo. Os primeiros trabalhos sobre a indução biológica de dentina foram inspirados por um artigo seminal de Urist, que demonstrou pela primeira vez que o pó de osso desmineralizado tinha potencial indutor e conduzia à formação de osso ectópico. Tal como o osso, o pó de dentina desmineralizada tem uma capacidade intrínseca de induzir a mineralização. Quando aplicada diretamente em áreas de exposição pulpar, a dentina desmineralizada induz a formação local de tecido mineralizado. Mais tarde, descobriu-se que a atividade da BMP (proteína morfogénica óssea) presente na matriz da dentina induz a formação de dentina reparadora. Os estudos correlacionaram-se bem com o trabalho de biólogos do desenvolvimento que avaliaram o papel das BMPs nos processos que levam à diferenciação dos odontoblastos e à síntese da matriz dentinária e sugeriram a aplicação potencial das BMPs para a regeneração da dentina.

O contra-argumento para o desenvolvimento da endodontia regenerativa é que, num dente completamente desenvolvido, a polpa não desempenha qualquer papel na forma, função ou estética, pelo que a sua substituição por material de obturação na terapia do canal radicular é o tratamento mais prático. No entanto, em termos de estética, existe um risco potencial de que o material de obturação endodôntica e os selantes possam descolorir a coroa do dente. Para além disso, a colocação a longo prazo de materiais como o hidróxido de cálcio pode enfraquecer a dentina da raiz. Alguns materiais existentes, como o cimento Portland ou o MTA, também podem promover a dentinogénese regenerativa e a formação de pontes de dentina. Os eventos celulares que levam à formação de dentina com estes materiais podem assemelhar-se aos observados com a abordagem mediada pelo fator de crescimento.

HISTÓRIA

- Os alicerces da regeneração dentária foram lançados quando o estomatologista G. L. Feldman (1932) propôs que, através do princípio biológico-assético da terapia dentária, se poderia conseguir a regeneração da polpa e utilizou obturações de dentina para estimular a regeneração da polpa.
- Em 1957, Gavrilov demonstrou a regeneração da dentina e do cemento da raiz do dente em cães.
- A regeneração da polpa, que foi a chave para os procedimentos endodônticos regenerativos, foi conceptualizada por Ostby em 1961.
- Investigadores posteriores, como Rule e Winter (1966), Nygaard-Ostby e Hjortdal (1971) e Ham *et al.* (1972), trabalharam mais a este respeito.
- Em 2001, Iwaya *et al.* descreveram um procedimento denominado revascularização que resultou no espessamento das paredes do canal radicular e na continuação do desenvolvimento da raiz.
- Em 2004, Banchs e Trope propuseram um protocolo clínico para a revascularização de dentes imaturos infectados.
- A estes dois pode ser atribuído o facto de terem despertado o interesse pela endodontia regenerativa.

DEFINIÇÕES

O termo **"engenharia de tecidos"** foi cunhado por Langer e Vacanti em 1993 e foi definido como "um campo interdisciplinar que aplica os princípios da engenharia e das ciências da vida para o desenvolvimento de substitutos biológicos que restauram, mantêm ou melhoram a função dos tecidos".

Garcia-Godoy definiu a engenharia de tecidos como "Emprego de estratégias terapêuticas biológicas com o objetivo de substituir, reparar, manter e/ou melhorar a função dos tecidos" [5]. **A Endodontia Regenerativa** pode ser definida como "procedimentos de base biológica concebidos para substituir estruturas dentárias danificadas, incluindo a dentina e as estruturas radiculares, bem como as células do complexo polpa-dentina". Uma nova abordagem para restaurar a estrutura do dente é baseada na engenharia de tecidos [5].

As células estaminais são células imaturas e não especializadas que têm o potencial de se desenvolver em muitas linhagens celulares diferentes através da diferenciação.

Os andaimes são estruturas tridimensionais que proporcionam um ambiente físico-mecânico e biológico para o crescimento e a diferenciação das células. Os andaimes contêm factores de crescimento ou nutrientes que ajudam a proliferação e a diferenciação das células estaminais, conduzindo a um desenvolvimento melhor e mais rápido dos tecidos.

Os factores de crescimento, especialmente os pertencentes à família do fator de crescimento transformador beta (TGFβ), são importantes na sinalização celular para a diferenciação dos odontoblastos e para a estimulação da secreção da matriz dentinária. Outra família importante de factores de crescimento no desenvolvimento e regeneração dentária é a das proteínas morfogénicas ósseas (BMP'S).

Revascularização do canal radicular: Realizada através da desinfeção de sistemas de canais radiculares necróticos, seguida do estabelecimento de hemorragia no sistema de canais através de instrumentação excessiva. **Terapia com**

células estaminais pós-natais: Realizada através da injeção de células estaminais pós-natais em sistemas de canais radiculares desinfectados (em ápice aberto)

Implantação de polpa: É efectuado através do transplante de tecido pulpar de substituição em sistemas de canais radiculares limpos e modelados. A fonte de tecido pulpar pode ser uma linha de células estaminais purificadas da polpa, isenta de doenças ou de agentes patogénicos, ou criada a partir de células retiradas de uma biópsia, que foi cultivada em laboratório.

Implantação de scaffolds: Utiliza-se um andaime de polímero poroso semeado com células estaminais da polpa que cria uma estrutura tridimensional organizada que pode suportar a organização celular e a vascularização.

Administração de andaimes injectáveis: É efectuada através da administração de uma matriz de andaime tridimensional macio, como um hidrogel de polímero. Os hidrogéis são suportes injectáveis que podem ser administrados por seringa e têm o potencial de serem não invasivos e fáceis de administrar nos sistemas de canais radiculares. **Impressão tridimensional de células:** Realizada através da utilização de um dispositivo do tipo jato de tinta para distribuir camadas de células suspensas num hidrogel para recriar a estrutura do tecido da polpa dentária. **Terapia génica:** A utilização da entrega de genes na endodontia consistiria em entregar genes mineralizadores no tecido pulpar para promover a mineralização do tecido.

OBJECTIVOS DO TRATAMENTO ENDODÔNTICO REGENERATIVO

O objetivo do tratamento regenerativo é regenerar um complexo polpa-dentina totalmente funcional para ajudar no desenvolvimento contínuo da raiz dos dentes imaturos.

Os objectivos dos procedimentos endodônticos regenerativos são categorizados como primários, secundários e terciários; no entanto, o sucesso do tratamento é confirmado por meios histológicos. A confirmação histológica da polpa dentária com uma camada odontoblástica intacta e a restauração de uma polpa funcional é, sem dúvida, o objetivo principal.

- Objetivo principal: Eliminação dos sintomas e evidência de consolidação óssea.
- Objetivo secundário: (Desejável, pode não ser essencial); aumento da espessura da parede da raiz e/ou aumento do comprimento da raiz.
- Objetivo terciário: (Se alcançado, indica um elevado nível de sucesso); resposta positiva ao teste de vitalidade.

COMPLEXO DENTINA-POLPA

A polpa é um tecido mole único de origem mesenquimal com células especializadas, ou seja, os odontoblastos, dispostos perifericamente em contacto direto com a matriz dentinária. A estreita relação entre os odontoblastos e a dentina é referida como o complexo dentina-polpa e é uma das várias razões pelas quais a dentina e a polpa devem ser consideradas como uma entidade funcional composta por elementos histologicamente distintos[Fig 1].

A polpa madura tem uma semelhança com o tecido conjuntivo embrionário e é, por isso, uma fonte rica em células estaminais. A polpa alberga uma série de elementos tecidulares, incluindo axónios, tecido vascular, fibras de tecido conjuntivo, substância fundamental, fluido intersticial, odontoblastos, fibroblastos, células imunocompetentes e outros componentes celulares. Estes componentes respondem de forma dinâmica a estímulos de desenvolvimento, fisiológicos ou patológicos. O padrão global de resposta dinâmica desempenha um papel fundamental no facto de o tecido pulpar se adaptar ou sofrer necrose tecidular a estes estímulos [2].

A dentina é a porção de tecido duro do complexo dentina-polpa e constitui a maior parte do dente. É uma matriz semelhante a um osso, caracterizada por múltiplos túbulos dentinários estreitamente compactados que atravessam toda a sua espessura e contêm extensões citoplasmáticas dos odontoblastos que outrora formaram a dentina e a mantêm [1][2][3].

A vitalidade do complexo dentina-polpa é fundamental para a vida do dente e constitui uma prioridade para a definição de estratégias de gestão clínica. As células da polpa não só mantêm a homeostase dos tecidos após o desenvolvimento do dente, como também sustentam as reacções de defesa que ocorrem em resposta à lesão e os eventos reparadores que levam à regeneração dos tecidos. A resposta global do dente à lesão representa uma interação complexa entre a lesão, a defesa e o processo regenerativo. A interação e o equilíbrio relativo entre estes processos serão os principais determinantes da vitalidade dos tecidos e da sobrevivência do dente .[3]

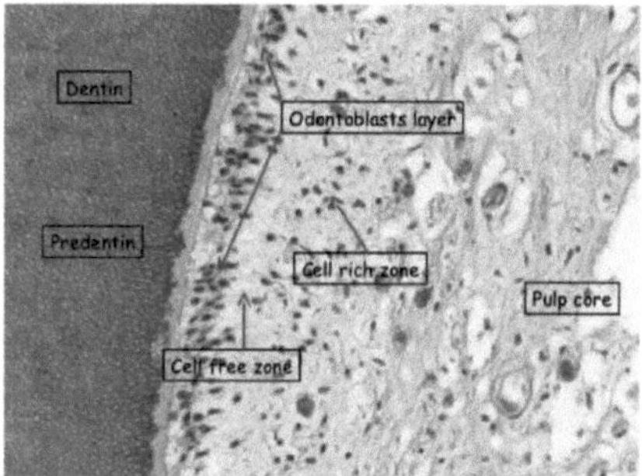

Figura 1: complexo dentina-polpa

DENTINOGÉNESE

Indução e regulação da dentinogénese [ ][2]

A dentinogénese começa com a diferenciação terminal dos odontoblastos durante o desenvolvimento embrionário e continua ao longo da vida de um dente. Durante todo esse período, há uma estreita regulação tanto da diferenciação terminal quanto da atividade secretora subseqüente dos odontoblastos. A dentinogénese começa nas pontas das cúspides depois de os odontoblastos se diferenciarem e iniciarem a produção de colagénio. À medida que os odontoblastos se diferenciam, eles mudam da forma ovoide para a forma colunar e seus núcleos são orientados basalmente.

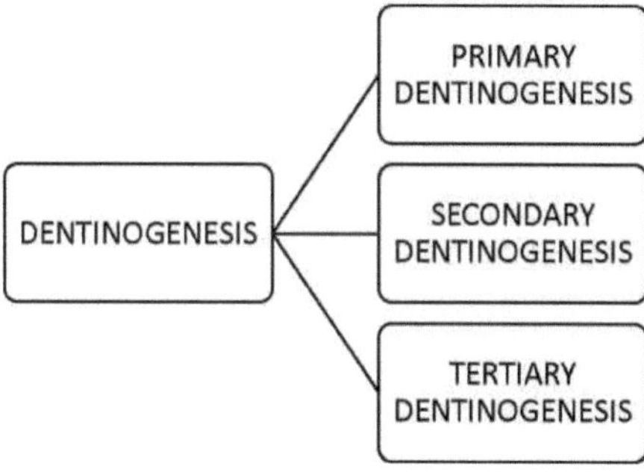

Durante a formação da coroa e da raiz, a regulação e o início da dentinogénese ocorrem num padrão temporo-espacial bem definido, que é seguido por uma fase de secreção ativa pelos odontoblastos. Este processo é conhecido como dentinogénese primária. A dentina primária é a dentina tubular regular formada antes da erupção e conclusão da região apical do dente, incluindo a primeira dentina do manto formada.

Dentinogénese secundária Uma vez concluída a formação da raiz, com o dente na sua posição funcional, os odontoblastos reduzem acentuadamente a sua atividade secretora até ao ponto de se tornarem quase quiescentes, o que é conhecido como dentinogénese secundária. A dentina secundária é a ortodentina circumpulpar regular formada (em continuidade tubular com a dentina primária) a um ritmo mais lento ao longo da vida restante do dente.

Dentinogénese terciária: A atividade secretora dos odontoblastos depende da estreita inter-relação estrutural e funcional entre o complexo polpa-dentina. Esta inter-relação é evidenciada pelo facto de estes tecidos serem capazes de responder às alterações ambientais, regulando a dentinogénese no local da lesão. A extraordinária capacidade regenerativa do complexo dentina-polpa oferece muitos desafios para o desenvolvimento de novas abordagens biológicas para a reparação dos tecidos dentários. Os eventos de desenvolvimento são imitados durante a reparação dos tecidos dentários e a sua compreensão pode fornecer uma base para o desenvolvimento de novas abordagens biológicas para a reparação dos tecidos.

Aspectos funcionais [2][3]

A matriz orgânica dentinária é composta por colagénio, proteínas não colagénicas, proteoglicanos e outros componentes estruturais menores. Duas proteínas não colagénicas, a DPP (Dentin phosphoprotein) e a DSP (Dentin sialoprotein), parecem ser específicas da dentina, mas não dos odontoblastos. A secreção e o sequestro de moléculas potencialmente activas pertencentes à superfamília TGFβ /BMP, que não são específicas nem dos odontoblastos nem da dentina, têm uma importância funcional significativa. A presença de morfologia tubular é uma caraterística fenotípica importante do tecido.

Moléculas de sinalização e diferenciação de odontoblastos [3][4]

Durante a odontogénese, a diferenciação terminal dos odontoblastos é controlada pelo epitélio dentário interno (IDE) e depende das interações mediadas pela matriz. A membrana basal desempenha um papel importante e pode atuar como substrato e reservatório para a apresentação de moléculas activas. Os factores parácrinos/autócrinos podem associar-se à membrana basal e fornecer um sinal indutivo para a diferenciação dos odontoblastos. O controlo temporal e espacial da expressão da distribuição das moléculas de sinalização pode ser fundamental para determinar quais as células mesenquimatosas dentárias que podem responder aos sinais indutores. No entanto, os regulamentos não são fornecidos apenas pelas moléculas de sinalização e pelo seu mecanismo de ativação, podendo também depender da expressão de receptores específicos de superfície celular.

In vitro, o TGFβ -1, o TGFβ -3, a folistatina, a BMP-2,-4 e o IGF-1 mostraram efeitos diferenciais, o IGF -1 estimulou a polarização citológica das células semelhantes aos odontoblastos, enquanto a BMP permitiu a diferenciação funcional em áreas restritas e o TGF β estimulou gradientes de odontoblastos como diferenciação funcional numa área grande. No entanto, os papéis específicos destes factores de crescimento durante o desenvolvimento são difíceis de identificar devido a:-

- Expressão simultânea de várias moléculas durante o desenvolvimento dos dentes
- O facto de estas moléculas actuarem tanto de forma autócrina como parácrina
- A redundância biológica de várias destas moléculas
- A existência de efeitos sinérgicos.

Após a dentinogénese primária, os odontoblastos permanecem funcionais e segregam continuamente dentina secundária fisiológica a um ritmo muito mais lento. Os odontoblastos apresentam alterações regressivas à medida que a célula progride para as fases de transição e de repouso. No entanto, o odontoblasto ainda mantém a sua capacidade de responder a estímulos ambientais e de regular a sua atividade secretora durante a dentinogénese terciária. A dentina terciária foi subdividida em dentina reactiva e reparadora para clarificar o processo que conduz à secreção.

Dentinogénese reactiva[ ][2]

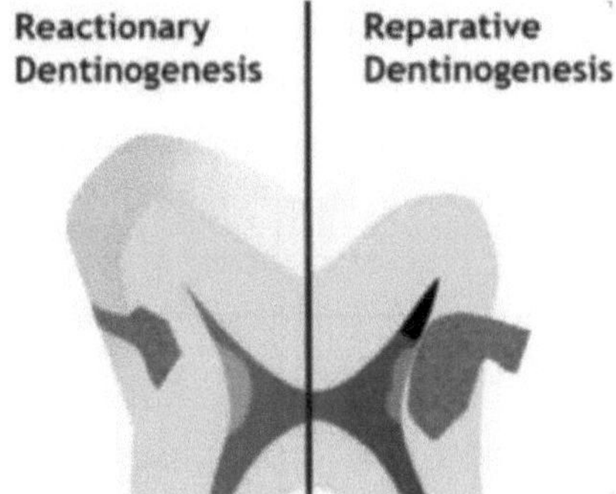

FIG 2: - Diagrama esquemático comparando o processo envolvido na dentinogénese reactiva e reparadora

A dentina reactiva é secretada pelas células odontoblastos pós-mitóticas sobreviventes (responsáveis pela dentinogénese primária) em resposta a um estímulo apropriado. O principal processo biológico que ocorre é a regulação focal do comportamento secretor do odontoblasto primário como resposta a uma lesão de intensidade mais ligeira.

Poder-se-ia questionar se uma resposta dentinogénica reacionária é, de facto, distinta da dentinogénese fisiológica primária e secundária. Sugeriu-se que o mecanismo de estimulação da dentinogénese reacional envolvia a difusão transdentinária dos componentes da matriz de dentina de coelho implantada pelos túbulos dentinários subjacentes à cavidade e a subsequente interação com os odontoblastos.

Os factores de crescimento podem ser importantes para mediadores autócrinos ou parácrinos da síntese de odontoblastos e das suas actividades secretoras. Além disso, destacam como os eventos embrionários podem ser recapitulados durante a reparação. Os odontoblastos recém-diferenciados expressam tanto os transcritos como a proteína TGFβ -1. A expressão desenvolvimental destes factores de crescimento pelos odontoblastos após a diferenciação pode continuar durante todo o ciclo de vida dos odontoblastos. A dentina parece sequestrar o TGFβ e outros factores de crescimento, o que indica que os odontoblastos expressam três moléculas durante grande parte da dentinogénese circumpulpar. A lesão cariosa e as tentativas clínicas de restaurar a lesão (agentes condicionantes da cavidade) podem contribuir para a libertação de factores de crescimento da matriz dentinária e estimular a reparação tecidular.

Os mecanismos pelos quais o TGF β estimula a dentinogénese reacional ainda não estão completamente elucidados. A cascata de sinalização da proteína SMAD a jusante fornece a ligação para a transcrição dos TGF βs, pode modular a síntese de colagénio, fibronectina e proteoglicanos em várias células e parece possível que uma regulação semelhante da síntese da MEC também ocorra nos odontoblastos. A principal resposta dos odontoblastos à lesão cariosa inicial foi um aumento da síntese proteica. A proteína de ligação à fibronectina, associada à reorganização do citoesqueleto durante o desenvolvimento da diferenciação dos odontoblastos, parece ter sido transitoriamente expressa nas áreas apicais da membrana dos odontoblastos sob a lesão cariosa. Isto ilustra mais uma semelhança entre a dentinogénese reacionária e a primária.

Factores que afectam a dentinogénese reacional[1][2][3]

Uma resposta reactiva está frequentemente associada a lesões pequenas e de progressão lenta, enquanto que em lesões mais activas é mais provável que ocorra a morte dos odontoblastos primários, e a dentinogénese reparadora será observada se as condições tecidulares prevalecentes o permitirem. Vários **factores** associados à preparação e restauração da cavidade podem influenciar a resposta dentinogénica terciária:

- O método de preparação da cavidade,
- As dimensões da cavidade,
- A espessura da dentina residual (RDT) da cavidade, (FIG.3)
- Gravura da cavidade, e
- A natureza dos materiais dentários utilizados e o método da sua aplicação na restauração

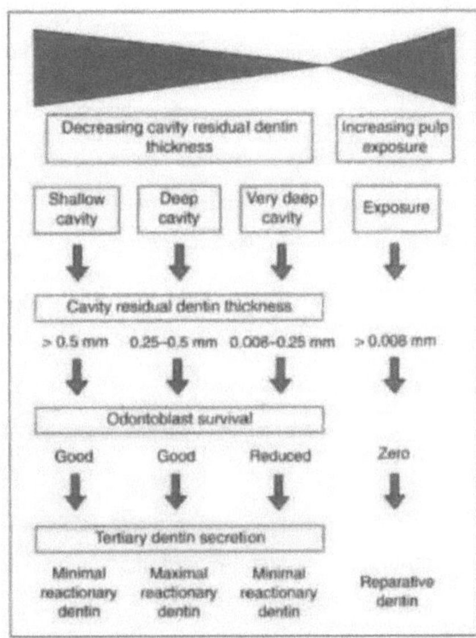

FIG 3. Papel da espessura da dentina remanescente (RDT) e o seu efeito na reparação[ ][2]

Dentinogénese reparadora[ ][2]

A dentina reparadora é segregada pela nova geração de células semelhantes a odontoblastos em resposta a um estímulo apropriado após a morte dos odontoblastos. A dentinogénese reparadora requer tanto a indução da diferenciação de uma nova população de células semelhantes a odontoblastos como a subsequente regulação celular para segregar uma matriz de dentina reparadora. A consideração de vários aspectos, a regulação destes processos é importante para o resultado de uma regeneração tecidular bem sucedida após uma lesão.

Indução da diferenciação de células semelhantes a odontoblastos

Tal como a diferenciação primária dos odontoblastos durante o desenvolvimento do dente, é necessário um sinal indutor adequado para a célula progenitora. A indução da dentinogénese reparadora por factores de crescimento tem sido estudada em estudos in vivo de capeamento pulpar em animais. No local periférico da polpa, o TGFβ -1 mostra uma indução variável da dentinogénese reparadora. Foi observada a formação de dentina tubular quando a BMP - 2,-4 foi implantada com matriz dentinária inactivada. A implantação de BMP -7 (OP-1) em dentes de primatas expostos levou à deposição de uma quantidade significativa de dentina reparadora e à formação de pontes de dentina. A activina pode também induzir a diferenciação de odontoblastos a partir da papila dentária embrionária.

Especificidade da resposta dentinogénica reparadora

A dentinogénese reparadora inclui uma gama bastante ampla de actividades. Isto deve-se em parte às células envolvidas na resposta após a lesão. A morte dos odontoblastos primários requer uma nova geração de células semelhantes aos odontoblastos. A população relativamente pequena de células mesenquimais indiferenciadas pode ser capaz de atuar como progenitoras de células semelhantes a odontoblastos. Outras células, incluindo células perivasculares e fibroblastos, também têm sido implicadas como células progenitoras para a diferenciação de células semelhantes a odontoblastos. A diminuição do número de células mesenquimatosas indiferenciadas na polpa mais velha favoreceria a diferenciação dos pericitos, se estes tivessem capacidade para o fazer. Os factores de transcrição Cbfa1 (core binding fator A1) são um regulador crítico da diferenciação dos osteoblastos, sendo o Cbfa1 desregulado em odontoblastos totalmente diferenciados

Intensidade e extensão da dentinogénese reparadora

A secreção ativa de matriz pelas células requer provavelmente um estímulo positivo ou, pelo menos, o levantamento de um sinal inibitório negativo. A regulação da secreção da matriz durante a dentinogénese reparadora é muito semelhante ao processo que ocorre durante a dentinogénese reactiva. Os processos moleculares e celulares envolvidos na regulação da atividade dos odontoblastos durante a dentinogénese reparadora estão apenas a começar a ser desvendados.

Eventos embrionários como modelo para a reparação e regeneração de tecidos

O desenvolvimento dos dentes envolve uma série de interações recíprocas entre o epitélio oral e as células mesenquimatosas derivadas da crista neural craniana. A capacidade das células da polpa para resistir e reparar lesões é fundamental para a manutenção da integridade e da homeostasia do órgão dentário. A comparação dos acontecimentos durante o desenvolvimento do dente e a reparação do tecido dentário evidencia muitas semelhanças nos processos que ocorrem. Potencialmente, isto oferece a oportunidade de desenvolver novas abordagens biológicas para a reparação dos tecidos dentários, que poderão substituir os métodos mais tradicionais. Durante anos, os cirurgiões dentários utilizaram um número limitado de agentes de capeamento para manter os dentes vivos. O mais eficaz era o hidróxido de cálcio. As lições da biologia do desenvolvimento permitiram uma melhor compreensão dos genes envolvidos no processo normal e patológico. Juntamente com um arsenal de factores de transcrição, os factores de crescimento e uma série de moléculas da matriz extracelular (MEC) abriram o caminho para uma reparação e regeneração controladas (Fig. 4).

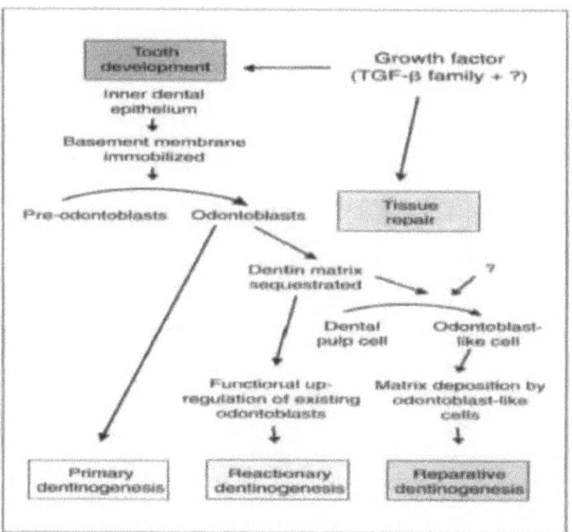

Fig: 4- Comparação dos eventos durante o desenvolvimento do dente e a reparação do tecido dentinário, destacando muitas semelhanças no processo que está a decorrer.

A elevada suscetibilidade dos dentes a danos, quando combinada com a natureza não regenerativa dos tecidos dentários, enfatiza a necessidade de terapias de substituição dos dentes. Os domínios da medicina dentária de restauro e da ciência dos materiais combinaram esforços para produzir uma variedade de materiais sintéticos para utilização na restauração de tecidos duros dentários danificados. A elevada suscetibilidade dos dentes a danos, quando combinada com a natureza não regenerativa do tecido dentário, enfatiza a necessidade de terapias de substituição dos dentes. Os domínios da medicina dentária de restauro e da ciência dos materiais combinaram esforços para produzir uma variedade de materiais sintéticos para utilização na restauração de tecidos duros dentários danificados. Embora estes materiais e terapias tenham provado ser eficazes, não apresentam as mesmas propriedades mecânicas e físicas que a dentina e o esmalte formados naturalmente e que o complexo dentina-polpa e a sua funcionalidade. Assim, a regeneração exacta dos elementos do complexo dentino-pulpar é a área de interesse nas actuais investigações no campo da Endodontia.

Os 3 elementos-chave desta Endodontia Regenerativa incluem:

- Células estaminais
- Factores de crescimento
- Andaimes.

ENGENHARIA DE TECIDOS

A engenharia de tecidos é um campo interdisciplinar que integra os princípios da biologia e da engenharia para desenvolver substitutos biológicos que substituem ou regeneram células, tecidos ou órgãos humanos com o objetivo de restaurar ou estabelecer uma função normal [5]. Tem como objetivo a regeneração do tecido pulpar afetado ou perdido utilizando a terapia com células estaminais.

ESTRATÉGIAS DE ENGENHARIA DE TECIDOS [6]

Atualmente, as estratégias utilizadas para a engenharia de tecidos podem ser categorizadas em três classes principais: abordagens condutoras, indutivas e de transplante de células. Todas estas abordagens utilizam tipicamente um componente material, embora com objectivos diferentes.

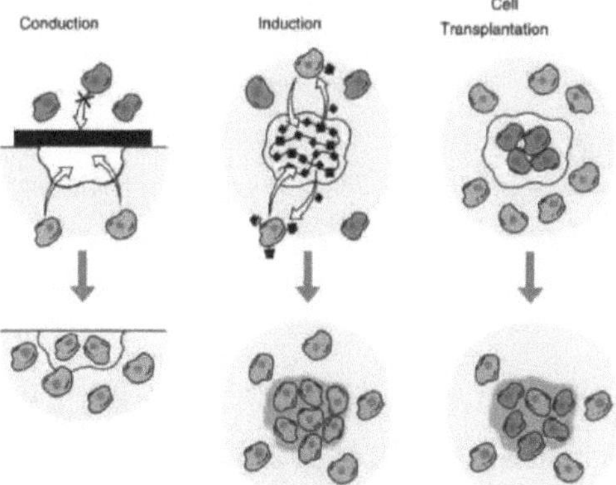

Figura 5: Estratégias de engenharia de tecidos

Representação de três abordagens diferentes de engenharia de tecidos: condutiva, indutiva e transplante de células.

A **abordagem condutora** utiliza uma membrana de barreira para excluir as células do tecido conjuntivo que irão interferir com o processo regenerativo, permitindo simultaneamente que as células hospedeiras desejadas povoem o local de regeneração.

A **abordagem indutiva** utiliza um suporte de polímero biodegradável como veículo para fornecer factores de crescimento e genes ao local do hospedeiro. Os factores de crescimento ou os genes podem ser libertados a um ritmo controlado com base na decomposição do polímero.

A **estratégia de transplante de células** utiliza um veículo de entrega semelhante para transplantar células e tecidos parciais para o local do hospedeiro.

As abordagens condutoras utilizam biomateriais de uma forma passiva para facilitar o crescimento ou a capacidade regenerativa do tecido existente. Um exemplo é a utilização de membranas de barreira na regeneração guiada de tecidos. Nyman et al. foram os primeiros a utilizar com sucesso mecanismos osteocondutores para proporcionar um meio de cicatrização selectiva de feridas, apoiando o crescimento das células de suporte periodontal, ao mesmo tempo que excluíam as células epiteliais gengivais e as células do tecido conjuntivo dos locais de reconstrução. A utilização adequada de membranas de barreira promove uma reparação óssea previsível e uma nova ligação histologicamente verificável com nova formação de cemento e fibras do ligamento periodontal. As opções de tratamento em medicina dentária restauradora e protética foram revolucionadas por outra aplicação relativamente generalizada de uma abordagem condutora, a osteointegração do implante dentário.

A segunda grande estratégia de engenharia de tecidos (indução) envolve a ativação de células na proximidade do local do defeito com sinais biológicos específicos. Urist demonstrou pela primeira vez que era possível formar osso novo em locais não mineralizados, ou ectópicos, após a implantação de osso em pó (osso desmineralizado e triturado em partículas finas). O osso em pó continha proteínas (BMPs), que se revelaram os elementos-chave para induzir a formação óssea. As BMPs têm sido utilizadas em muitos ensaios clínicos e são muito promissoras como meio de terapia e suplementação na regeneração e reparação do osso numa variedade de situações, incluindo fracturas que não cicatrizam e doença periodontal.

Uma limitação das abordagens indutivas é que os factores indutivos para um tecido específico podem não ser conhecidos. Nesta situação, é considerada a terceira abordagem de engenharia de tecidos, o transplante de células. Esta abordagem envolve o transplante direto de células cultivadas em laboratório. O médico deve efetuar uma biopsia a uma pequena amostra de tecido que contenha as células de interesse. Os princípios da biologia celular são necessários para multiplicar as células milhões de vezes em laboratório e manter a sua função. Entretanto, o bioengenheiro fabrica o tecido, em bioreactores, e o material no qual as células serão colocadas para transplante. Por fim, o clínico deve transplantar o tecido projetado. Após o transplante, a estrutura polimérica degrada-se e/ou é remodelada pelas células hospedeiras e transplantadas, dando origem a um tecido completamente natural.

TRÍADES DA ENGENHARIA DE TECIDOS

Existem três elementos-chave para a engenharia de tecidos: células estaminais, suportes e factores de crescimento.

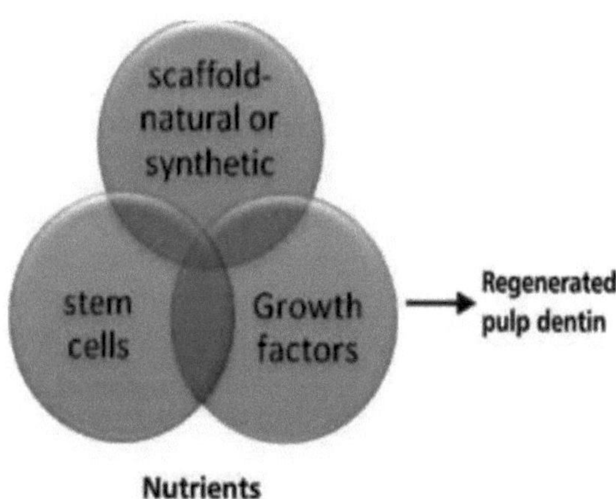

Fig. 6: Tríade da engenharia de tecidos

CÉLULAS STEM

As células estaminais são células indiferenciadas que se dividem continuamente. Existem dois tipos principais: as embrionárias e as adultas ou pós-natais. As células estaminais embrionárias são capazes de desenvolver mais de 200 tipos de células. Em contrapartida, uma célula estaminal adulta pode dividir-se e criar outra célula igual a si própria e também uma célula mais diferenciada do que ela, mas a capacidade de diferenciação noutros tipos de células é limitada. Este facto é descrito como sendo "multipotente" e é uma caraterística distintiva das células estaminais adultas em comparação com as propriedades "pluripotentes" ou "omnipotentes" observadas nas células estaminais embrionárias.

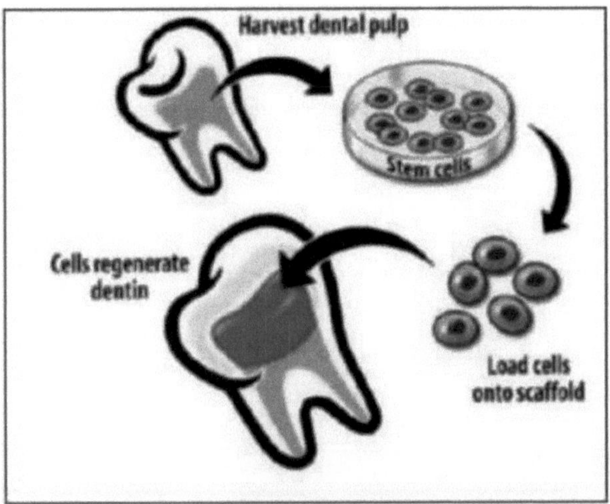

Figura 7: Células estaminais

Stem cell type	Cell plasticity	Source of stem cell
Totipotent (Fetal stem cells)	Each cell can develop into a new individual	Cells from early (1-3 days) embryos
Pluripotent (Embryonic stem cells)	Cells can form any (over 200) cell types	Some cells of blastocyst (5-14 days)
Multipotent (Adult stem cells)	Cells differentiated, but can form a number of other tissues	Fetal tissue, cord blood, and postnatal stem cells including dental pulp stem cells

Quadro 1 : Tipos de células estaminais

A medicina regenerativa resolve problemas médicos utilizando como materiais de engenharia. As aplicações potenciais incluem pele artificial composta por fibroblastos vivos [7], cartilagem reparada com condrócitos vivos [8], ou outros tipos de células utilizadas de outras formas. As células mais valiosas para a medicina regenerativa são as células estaminais, com uma ênfase translacional na utilização de células estaminais pós-natais ou adultas. As células estaminais são muito promissoras na medicina regenerativa, mas ainda há muitas questões por responder que terão de ser resolvidas antes de estas células poderem ser utilizadas por rotina em doentes, especialmente no que diz respeito à segurança do procedimento. O potencial de regeneração do tecido pulpar a partir de células estaminais implantadas ainda tem de ser testado em animais e em ensaios clínicos.

Todos os tecidos têm origem em células estaminais [9]. Uma célula estaminal é geralmente definida como uma célula que tem a capacidade de se dividir continuamente e produzir células descendentes que se diferenciam (desenvolvem) em vários outros tipos de células ou tecidos [10]. As células estaminais são geralmente definidas como embrionárias/fetais ou adultas/pós-natais [11]. O termo embrionário, em vez de fetal, é preferido, uma vez que a maioria destas células é embrionária. Também é preferível o termo pós-natal, em vez de adulto, porque estas mesmas células estão presentes em bebés, lactentes e crianças. A razão pela qual é importante distinguir entre células estaminais embrionárias e pós-natais é porque estas células têm um potencial diferente para se desenvolverem em várias células especializadas (ou seja, plasticidade). Tradicionalmente, os investigadores consideram que a plasticidade das células estaminais embrionárias é muito maior do que a das células estaminais pós-natais, mas estudos recentes indicam que as células estaminais pós-natais são mais plásticas do que se imaginava [12]. A plasticidade da célula estaminal define a sua capacidade de produzir células de diferentes tecidos [13].

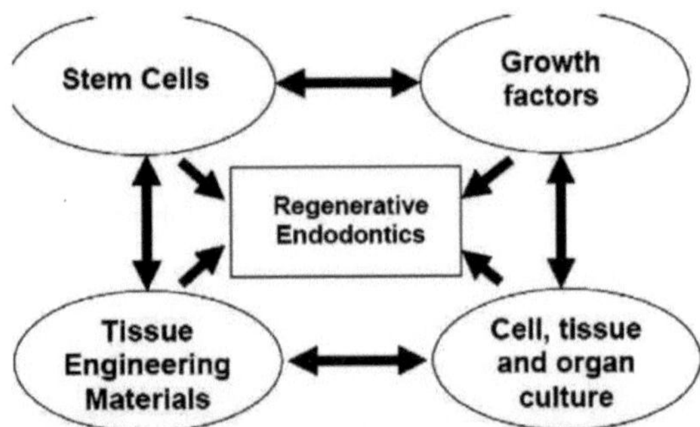

Figura 8: Os principais domínios de investigação necessários para desenvolver procedimentos endodônticos regenerativos

CATEGORIAS DE CÉLULAS ESTAMINAIS (FONTES)

A maior plasticidade das células estaminais embrionárias torna estas células mais valiosas para os investigadores desenvolverem novas terapias [14]. No entanto, a obtenção de células estaminais embrionárias é controversa e está rodeada de questões éticas e jurídicas, o que reduz o interesse destas células para o desenvolvimento de novas terapias. Isto explica por que razão muitos investigadores estão agora a concentrar a sua atenção no desenvolvimento de terapias com células estaminais utilizando células estaminais pós-natais doadas pelos próprios doentes ou pelos seus familiares próximos.

A aplicação da terapia com células estaminais pós-natais foi lançada em 1968, quando o primeiro transplante alogénico de medula óssea foi utilizado com sucesso no tratamento da imunodeficiência combinada grave [15]. Desde a década de 1970, os transplantes de medula óssea têm sido utilizados com sucesso no tratamento de leucemia, linfoma, várias anemias e doenças genéticas [16]. As células estaminais pós-natais têm sido obtidas a partir do sangue do cordão umbilical, do cordão umbilical, da medula óssea, do sangue periférico, da gordura corporal e de quase todos os tecidos do corpo [17], incluindo o tecido pulpar dos dentes [18].

Um dos primeiros investigadores de células estaminais foi o Dr. John Enders, que recebeu o Prémio Nobel da Medicina em 1954 por ter cultivado o vírus da poliomielite em células renais embrionárias humanas [19]. Em 1998, o Dr. James Thomson isolou células da massa celular interna do embrião inicial e desenvolveu as primeiras linhas de células estaminais embrionárias humanas [20]. Em 1998, o Dr. John Gearhart derivou células germinativas embrionárias humanas a partir de células do tecido gonadal fetal (células germinativas primordiais)[21] . Foram desenvolvidas linhas de células estaminais pluripotentes a partir de células embrionárias doadas. As limitações legais e o grande debate ético relacionado com a utilização de células estaminais embrionárias têm de ser resolvidos antes de o grande potencial das células estaminais embrionárias doadas poder ser utilizado para regenerar tecidos doentes, danificados e em falta, como parte de futuros tratamentos médicos. Por conseguinte, existe um interesse crescente nas células estaminais autógenas pós-natais como fonte alternativa para aplicações clínicas, uma vez que estas células estão facilmente disponíveis e não apresentam problemas de imunogenicidade, embora possam ter uma plasticidade reduzida.

As células estaminais são frequentemente classificadas de acordo com a sua origem: A aplicação clínica mais prática de uma terapia com células estaminais seria a utilização de células de um dador do próprio doente. As células estaminais autólogas são obtidas do mesmo indivíduo em quem serão implantadas. A colheita de células estaminais da medula óssea do próprio doente e a sua reimplantação no mesmo doente representa uma aplicação clínica das células estaminais autógenas pós-natais. As células estaminais podem ser colhidas da medula óssea [23], do sangue periférico [24], da gordura removida por lipoaspiração [25], do ligamento periodontal [26], da boca 32

mucosa ou pele. Um exemplo de um banco de células autólogo é o que armazena células estaminais do cordão umbilical [27].

Do ponto de vista médico, entre as células estaminais mais valiosas contam-se as que são capazes de se diferenciar em neurónios, uma vez que estas células têm o potencial de se transformar em diferentes morfologias celulares in vitro, utilizando factores de indução específicos de cada linhagem; estas incluem células neuronais, adipogénicas, condrogénicas, miogénicas e osteogénicas [28][29]. Poderá ser possível utilizar células estaminais neuronais da gordura adiposa[28][29] como parte da medicina regenerativa, em vez de células da medula óssea, proporcionando possivelmente um método de colheita alternativo menos doloroso e menos ameaçador. Uma empresa chamada Macro Pore Biosurgery/Cytori Therapeutics Inc. está a comercializar esta abordagem, utilizando um processo de uma hora para a purificação de células estaminais humanas. As células estaminais autólogas são as que apresentam menos problemas de rejeição imunitária e de transmissão de agentes patogénicos [30]. A colheita das células do próprio doente torna a sua obtenção menos dispendiosa e evita preocupações legais e éticas [31]. No entanto, em alguns casos, pode não haver células de dadores adequados disponíveis. Esta preocupação aplica-se a pessoas muito doentes ou idosas.

Uma desvantagem potencial da colheita de células de doentes é que as operações cirúrgicas podem levar a sequelas pós-operatórias, como a infeção do local do dador[32] . As células estaminais autólogas pós-natais também têm de ser isoladas de tecidos mistos e possivelmente expandidas em número antes de poderem ser utilizadas. Este processo é moroso, pelo que certas soluções de medicina regenerativa autóloga podem não ser muito rápidas. Para realizar a regeneração endodôntica, as células mais promissoras são as células estaminais autólogas pós-natais [33][34][35][36], porque estas parecem ter o menor número de desvantagens que as impediriam de ser utilizadas clinicamente.

As células alogénicas provêm de um dador da mesma espécie [37]. Exemplos de células alogénicas de dadores incluem as células sanguíneas utilizadas numa transfusão de sangue[38] , as células da medula óssea utilizadas num transplante de medula óssea[39] e os óvulos doados utilizados num transplante in vitro[40] . Estas células doadas são frequentemente armazenadas num banco de células, para serem utilizadas pelos doentes que delas necessitam. Em contraste com a aplicação de células doadas, existem algumas restrições éticas e legais à utilização de linhas celulares humanas para a realização da medicina regenerativa .[41]

A utilização de linhas celulares pré-existentes e de culturas de órgãos celulares elimina os problemas de colheita de células do doente e de espera de semanas para a formação de tecidos de substituição em culturas de órgãos e tecidos celulares[42] . No entanto, as desvantagens mais graves da utilização de linhas celulares pré-existentes de dadores para tratar doentes são os riscos de rejeição imunitária e de transmissão de agentes patogénicos[30] . A utilização de células alogénicas doadas, como os fibroblastos dérmicos do prepúcio humano, demonstrou ser imunologicamente segura e, por conseguinte, uma opção disponível para a engenharia de tecidos da pele de vítimas de queimaduras .[43]

As células xenogénicas são as isoladas de indivíduos de outra espécie. Células da polpa dentária de porcos foram transplantadas para ratos, e estes formaram estruturas de coroas dentárias ' 4 'llllll . 5 Isto sugere que é possível realizar a terapia inversa, eventualmente utilizando células estaminais da polpa de animais doados para criar tecidos dentários em humanos. Em particular, as células animais têm sido amplamente utilizadas em experiências que visam a construção de implantes cardiovasculares[46] . A colheita de células de animais dadores elimina a maior parte das questões legais e éticas associadas à obtenção de células de outros seres humanos. No entanto, subsistem muitos problemas, como o elevado potencial de rejeição imunitária e de transmissão de agentes patogénicos do animal dador para o recetor humano .[31]

A utilização futura de células estaminais xenogénicas é incerta e depende, em grande medida, do sucesso das outras terapias com células estaminais disponíveis. Se os resultados da regeneração do tecido pulpar com células estaminais alogénicas e autólogas forem decepcionantes, então a utilização de células endodônticas xenogénicas continua a ser uma opção viável para o desenvolvimento de uma terapia de regeneração endodôntica.

MARCADORES DE CÉLULAS ESTAMINAIS (RECEPTORES) [6]

Todas as células do nosso corpo estão revestidas de proteínas especializadas na sua superfície, denominadas receptores, que têm a capacidade de se ligarem ou aderirem seletivamente a outras moléculas "sinalizadoras". Normalmente, as células utilizam estes receptores e as moléculas que os ligam como forma de comunicar com outras chamadas e de desempenhar as suas funções no corpo.

Os marcadores das células estaminais são semelhantes a estes receptores de superfície celular. Cada tipo de célula, por exemplo, uma célula hepática, tem uma determinada combinação de receptores na sua superfície que as torna distinguíveis de outros tipos de células. Os investigadores utilizam as moléculas de sinalização que aderem seletivamente aos receptores na superfície da célula como uma ferramenta que lhes permite identificar as células estaminais. As moléculas de sinalização têm a capacidade de fluorescer ou emitir energia luminosa quando activadas por uma fonte de energia, como uma luz ultravioleta ou um raio laser.

ISOLAMENTO DE CÉLULAS ESTAMINAIS [6]

As células estaminais podem ser identificadas e isoladas a partir de uma população de células mistas através de quatro técnicas habitualmente utilizadas:

- Através da coloração das células com marcadores de anticorpos específicos e da utilização de um citómetro de fluxo. Este processo é designado por seleção de células com anticorpos fluorescentes (FACS).
- Critérios fisiológicos e histológicos. Isto inclui fonótipo, quimiotaxia, proliferação, diferenciação e atividade mineralizante.
- Seleção de esferas imunomagnéticas
- Coloração imunohistoquímica

Os tecidos dos botões dentários que contêm células estaminais são dissociados enzimática e mecanicamente e filtrados para remover até mesmo pequenos aglomerados de células, gerando suspensões de células individuais. O tecido é então colocado em placas in vitro e cultivado para eliminar os tipos de células diferenciadas. A cultura resultante contém uma população enriquecida de células estaminais dentárias.

CÉLULAS ESTAMINAIS DA POLPA

A polpa dentária contém uma população de células estaminais, denominadas células estaminais da polpa [47][48] ou, no caso de dentes imaturos, células estaminais de dentes decíduos esfoliados humanos (SHED)[49][50] . Por vezes, as células estaminais da polpa são designadas por células odontoblastóides, porque estas células parecem sintetizar e segregar a matriz dentinária como as células odontoblásticas que substituem[51] . Após uma lesão pulpar grave ou exposição mecânica ou a cáries, os odontoblastos são muitas vezes irreversivelmente feridos sob o local da ferida [52][53]. Os odontoblastos são células pós-mitóticas terminalmente diferenciadas, e não podem proliferar para substituir os odontoblastos subjacentes irreversivelmente lesionados[54] . A origem das células odontoblastóides que substituem os odontoblastos e segregam pontes de dentina reparadoras tem-se revelado controversa.

Inicialmente, foi sugerida a substituição de odontoblastos irreversivelmente lesionados por células odontoblastóides pré-determinadas que não replicam o seu ADN após a indução. Foi proposto que as células da camada rica em células subodontoblásticas adjacentes aos odontoblastos[55] se diferenciam em odontoblastóides. No entanto, o objetivo destas células parece estar limitado a um papel de apoio ao odontoblasto, uma vez que a sobrevivência destas células estava ligada à sobrevivência dos odontoblastos e não foi observada qualquer atividade proliferativa ou regenerativa .[52][53]

A utilização de timidina tritiada para estudar a divisão celular na polpa por autorradiografia após danos[56] revelou um pico na atividade dos fibroblastos perto do local de exposição cerca de 4 dias após o capeamento pulpar bem sucedido de dentes de macaco[57] . Um estudo autorradiográfico adicional da formação de pontes de dentina em dentes de macaco, após o capeamento pulpar direto com hidróxido de cálcio durante 12 dias[58] , revelou diferenças na marcação celular, dependendo da localização do local da ferida. A marcação de células específicas entre os fibroblastos e as células perivasculares mudou de baixa para alta ao longo do tempo se a exposição se limitou à camada odontoblástica e à zona livre de células, enquanto a marcação mudou de alta para baixa se a exposição foi profunda no tecido pulpar. Foram marcadas mais células perto da ponte de dentina reparadora do que no núcleo pulpar. Os resultados auto-radiográficos não mostraram qualquer marcação na camada de odontoblastos existente, ou numa localização específica da polpa. Este facto veio apoiar a teoria de que as células estaminais progenitoras das células odontoblastóides são células mesenquimatosas indiferenciadas residentes .[59]

As origens destas células podem estar relacionadas com os odontoblastos primários, porque durante o desenvolvimento do dente, apenas a população de células derivadas da crista neural da papila dentária é capaz de responder especificamente ao sinal indutor mediado pela membrana basal para a diferenciação dos odontoblastos [60][61]. A capacidade de dentes jovens e velhos responderem a lesões através da indução de dentinogénese reparadora sugere que uma pequena população de células estaminais progenitoras competentes pode existir na polpa dentária ao longo da vida. No entanto, o debate sobre a natureza das células estaminais precursoras da polpa que dão origem às células odontoblastóides, bem como as questões relativas à heterogeneidade da população da polpa dentária nos dentes adultos, continuam por resolver[62] . As informações sobre os mecanismos pelos quais essas células são capazes de detetar e responder a lesões dentárias são escassas, mas essas informações serão valiosas para uso no desenvolvimento de engenharia de tecidos e terapias endodônticas regenerativas.

Um dos obstáculos mais significativos a ultrapassar na criação de tecido pulpar de substituição para utilização em endodontia regenerativa é a obtenção de células pulpares progenitoras que se dividam continuamente e produzam células ou tecidos pulpares que possam ser implantados nos sistemas de canais radiculares. As possibilidades são o desenvolvimento de uma linha de células estaminais autógenas da polpa humana que seja livre de doenças e de agentes patogénicos, e/ou o desenvolvimento de uma técnica de transplante por biópsia de tecido utilizando células da mucosa oral, como exemplos.

A utilização de uma linha de células estaminais da polpa humana tem a vantagem de os doentes não necessitarem de fornecer as suas próprias células através de uma biópsia, e de as construções de tecido pulpar poderem ser pré-fabricadas para uma implantação rápida quando forem necessárias. Se um doente fornecer o seu próprio tecido para ser utilizado para criar uma construção de tecido pulpar, é possível que o doente tenha de esperar algum tempo até que as células tenham sido purificadas e/ou expandidas em número. Este último ponto baseia-se na constatação de que muitos tecidos adultos contêm apenas 1 a 4% de células estaminais[63] , pelo que a purificação é necessária e a expansão do número de células permitiria a recolha de biópsias de tecido mais pequenas. Em alternativa, poderão ser necessárias fontes maiores de tecido autólogo. A obtenção de células estaminais para utilização em terapias endodônticas, dentárias e médicas é um fator limitante significativo no desenvolvimento de novas terapias e deve ser uma grande prioridade de investigação.

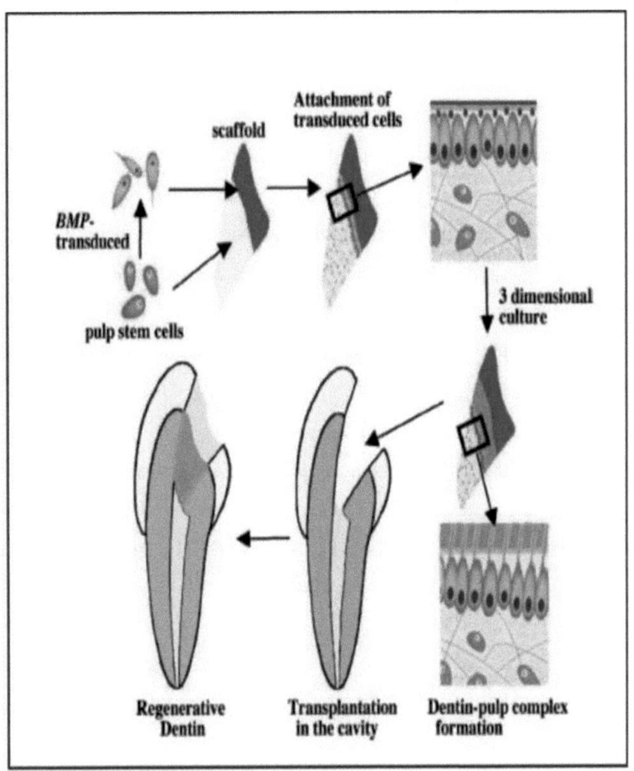

Figura 9: Células estaminais da polpa em regeneração

Identificação de células estaminais

As células estaminais podem ser identificadas e isoladas a partir de populações de células mistas através de quatro técnicas comummente utilizadas: (a) coloração das células com marcadores de anticorpos específicos e utilização de um citómetro de fluxo, num processo designado por triagem de células com anticorpos fluorescentes (FACS); (b) seleção de esferas imunomagnéticas; (c) coloração imuno-histoquímica; e (d) critérios fisiológicos e histológicos, incluindo fenótipo (aspeto), quimiotaxia, proliferação, diferenciação e atividade mineralizadora.

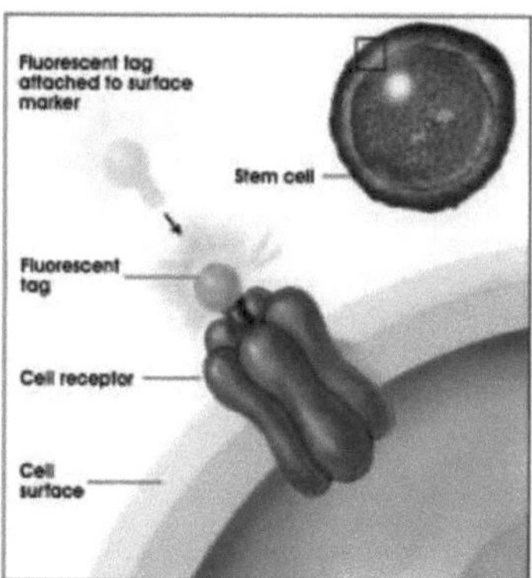

Fig. 10: Identificação de marcadores de superfície celular utilizando marcadores fluorescentes

O FACS, juntamente com o marcador proteico CD34, é amplamente utilizado para separar as células estaminais humanas que expressam CD34 do sangue periférico, do sangue do cordão umbilical e de culturas celulares[64]. Diferentes tipos de células estaminais expressam frequentemente diferentes proteínas nas suas membranas, pelo que não são identificadas pelo mesmo marcador proteico de células estaminais. As células estaminais dentárias mais estudadas são as da polpa dentária. As células estaminais da polpa dentária humana expressam o fator de von Willebrand CD146, a alfa-actina do músculo liso e as proteínas 3G5[65]. As células estaminais da polpa dentária humana têm também um fenótipo fibroblástico, com padrões específicos de proliferação, diferenciação e atividade mineralizadora.[66]

CÉLULAS ESTAMINAIS DE DENTES DECÍDUOS ESFOLIADOS [6]

O dente decíduo esfoliado contém restos de polpa viva que consistem em tecido conjuntivo, vasos sanguíneos e odontoblastos. Este tecido contém um tipo especial de células conhecidas como Células Estaminais de Dentes Decíduos Esfoliados Humanos (SHED). As SHEDs podem diferenciar-se em células semelhantes a odontoblastos que formam pequenas estruturas semelhantes à dentina. As SHEDs distinguem-se das DPSCs no que diz respeito à diferenciação odontogénica e à indução osteogénica.

CÉLULAS ESTAMINAIS DO LIGAMENTO PERIODONTAL [6]

O ligamento periodontal liga o cemento ao osso alveolar e tem como função principal suportar o dente na cavidade alveolar. Um relatório recente identificou células estaminais no PDL humano (PDLSCs) e verificou que as PDLSCs implantadas em ratinhos nus geraram estruturas semelhantes ao cemento/ PDL que se assemelham ao PDL nativo como uma fina camada de cemento que interage com fibras de colagénio densas, semelhantes às fibras de Sharpey. Assim, as PDLSCs têm a capacidade de formar estruturas periodontais, incluindo cemento e PDL.

ABORDAGENS À TECNOLOGIA DAS CÉLULAS ESTAMINAIS

TERAPIA CELULAR [6]

As células estaminais adultas são as principais candidatas à terapia celular. Duas abordagens da terapia celular:

EX-VIVO

Tecido ou órgão regenerado em sala de cultura através da combinação de três elementos (suporte/matriz, moléculas sinalizadoras e células) antes de transplantar o órgão de engenharia de tecidos em doentes.

IN VIVO

A atividade de cicatrização intrínseca é induzida no local do defeito tecidular utilizando estes três elementos (ou seja, células estaminais, suporte e morfogénios).

TERAPIA GENÉTICA [6]

A terapia génica é recentemente utilizada como um meio de fornecer genes para factores de crescimento, morfogénios, factores de transcrição e moléculas da matriz extracelular localmente a células somáticas de indivíduos com um efeito terapêutico em repouso. O gene pode estimular ou induzir um processo biológico natural através da expressão de uma molécula envolvida na resposta regenerativa do tecido em causa. Tanto uma abordagem in vivo como ex vivo podem ser utilizadas para a terapia génica.

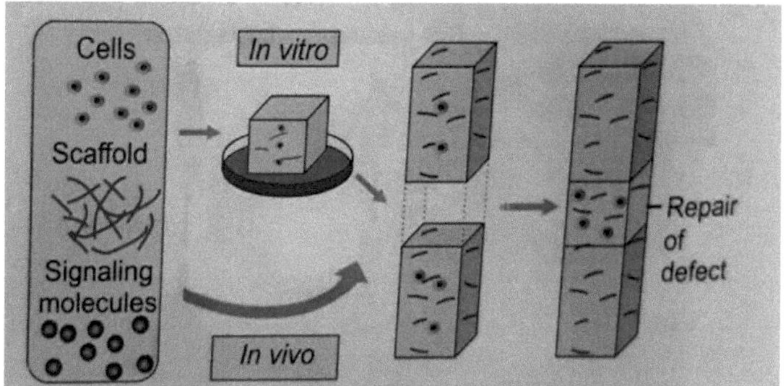

Figura 11: terapia genética

FORNECIMENTO DE PROTEÍNAS [6]

São aplicadas localmente proteínas terapêuticas que se ligam a receptores adequados presentes na superfície das células. Subsequentemente, as células são activadas e sofrem proliferação ou diferenciação.

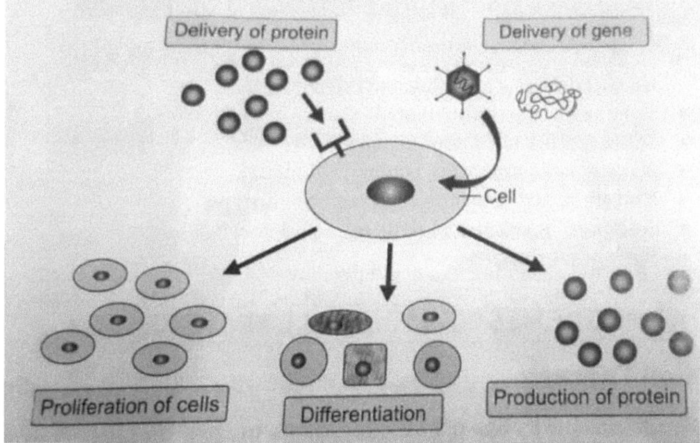

Figura 12: terapia com proteínas

ENGENHARIA DE CÉLULAS ESTAMINAIS DE MATERIAL BIOMIMÉTICO [6]

É sempre problemático regenerar a estrutura dentária perdida. Atualmente, o mais recente conceito de transplante de substância dentária natural ganhou grande popularidade.

COLHEITA DE DENTES CRIADOS POR ENGENHARIA DE TECIDOS [6]

Foram efectuadas muitas investigações em terapias de engenharia de tecidos com o objetivo de desenvolver um dente sintético. Utilizam a utilização de uma estrutura dentária de desenvolvimento existente como modelo e obtiveram um sucesso parcial.

Técnica de cadeira para desenvolver um dente sintético:

- Criar um bio-modelo da cavidade oral assistido por computador e avaliar os dentes existentes.
- Criar uma planta para desenhar um dente de substituição a partir de tamanhos, formas e anestésicos utilizando uma base de dados.
- Biofabricar o dente utilizando um suporte e métodos de impressão e deposição de padrões celulares tridimensionais.
- Cortar as placas de esmalte e dentina biossintéticos de acordo com a forma do dente.
- Implantar o dente cirurgicamente no alvéolo e ligá-lo aos vasos sanguíneos, nervos e ligamento periodontal.

DENTES PRODUZIDOS POR BIOENGENHARIA A PARTIR DE CÉLULAS DE BOTÕES DENTÁRIOS [6]

Utilizando a abordagem de engenharia de tecidos, pode ser feita uma substituição anatomicamente correta e altamente mineralizada do tecido dentário a partir de células do botão do dente.

O tecido do botão dentário imaturo suplementado com células progenitoras dentárias foi utilizado para semear estruturas biodegradáveis. Estes foram depois implantados num animal hospedeiro para proporcionar uma vascularização suficiente dos tecidos de bioengenharia. Quando os implantes foram colhidos e avaliados após 6 a 7 meses de crescimento, as células do botão dentário tinham atingido as coroas dentárias anatomicamente corretas com estruturas rudimentares de raízes dentárias.

MOLÉCULAS E MATERIAIS BIOACTIVOS [6]

Durante anos, os dentistas utilizaram um número limitado de agentes de capeamento para manter os dentes vivos. O mais eficaz era o hidróxido de cálcio. As moléculas da matriz extracelular/moléculas bioactivas preparam o caminho para a reparação e regeneração controlada dos tecidos.

Promovem a cicatrização ou regeneração da polpa dentária, formando uma barreira de dimensões limitadas e induzindo uma extensa área de mineralização, com a perspetiva de preencher parcial ou totalmente a polpa da coroa e da raiz.

NOVAS MOLÉCULAS BIOACTIVAS [6]

- Sialoproteína óssea
- BMP 7
- Produtos de corte do gene da amelogenina A +4, A -4
- Fosfoproteína da dentina (DPP)
- Proteína da matriz da dentina (DMP-1)

SCAFFOLDS

Os suportes proporcionam apoio à organização, proliferação, diferenciação e vascularização das células[67] . Os REPs actuais têm utilizado a dentina, bem como o coágulo sanguíneo[68] ou o plasma rico em plaquetas[69] para fornecer estruturas no canal radicular. No entanto, estão disponíveis muitos tipos de estruturas biodegradáveis ou permanentes feitas de materiais naturais (colagénio, ácido hialurónico, quitosano e quitina) ou sintéticos (ácido poliláctico, ácido poliglicólico, fosfato tricálcico, hidroxiapatite) [70][71]. Recentemente, nanofibras de hidrogel peptídico e vários géis de fibrina foram investigados como potenciais suportes para a engenharia de tecidos da polpa dentária [72].

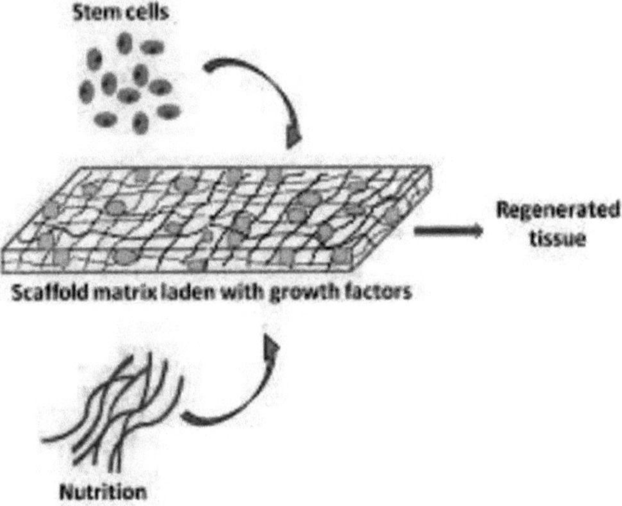

Figura 13: matriz do andaime

Para atingir o objetivo de reconstrução do tecido pulpar, os scaffolds devem cumprir alguns requisitos específicos. A biodegradabilidade é essencial, uma vez que os scaffolds têm de ser absorvidos pelos tecidos circundantes sem necessidade de remoção cirúrgica [73]. Uma elevada porosidade e um tamanho de poro adequado são necessários para facilitar a sementeira de células e a difusão de células e nutrientes ao longo de toda a estrutura [74]. A taxa de degradação deve coincidir, tanto quanto possível, com a taxa de formação de tecido; isto significa que, enquanto as células estão a fabricar a sua própria estrutura matricial natural à sua volta, o andaime é capaz de proporcionar integridade estrutural no corpo e acabará por se decompor, deixando o tecido recém-formado assumir a carga mecânica [75].

CLASSIFICAÇÃO [6]

Os andaimes podem ser classificados principalmente em dois :

1. NATURAL: Colagénio, plasma rico em plaquetas, fibrina e glucosamina.
2. SINTÉTICA : Ácido poliláctico, ácido poliglicólico (PGA) e ácido poli (lático-co-glicólico) (PLGA).

REQUISITOS DE UM ANDAIME[6]

- Deve ser eficaz no transporte de nutrientes, oxigénio e resíduos.
- Deve ser gradualmente degradado e substituído por tecido regenerativo, mantendo a caraterística da estrutura final do tecido.
- Deve ser biocompatível, não tóxico e deve ter uma resistência física e mecânica adequada.
- Fácil penetração, distribuição e proliferação celular.
- Permeabilidade do meio de cultura.
- Vascularização in vivo (uma vez implantada).
- Manutenção dos fenótipos das células osteoblásticas.
- Rigidez mecânica adequada.
- Facilidade de fabrico.

FACTORES DE CRESCIMENTO/ MORFOGÉNIOS/ MOLÉCULAS DE SINALIZAÇÃO

Os factores de crescimento são proteínas que se ligam a receptores na célula e actuam como sinais para induzir a proliferação e/ou diferenciação celular [76]. Exemplos de factores de crescimento chave na formação da polpa e da dentina incluem a proteína morfogenética óssea [77], o fator de crescimento transformador beta [78] e o fator de crescimento fibroblástico [79]. As REPs actuais visam utilizar factores de crescimento encontrados nas plaquetas [69] e na dentina [80]. Estudos recentes mostraram que a dentina contém um número de moléculas bioactivas que, quando libertadas, desempenham um papel importante nos procedimentos regenerativos [80][81].

Os factores de crescimento, especialmente os da família do fator de crescimento transformador beta (TGF), são importantes na sinalização celular para a diferenciação dos odontoblastos e para a estimulação da secreção da matriz dentinária.

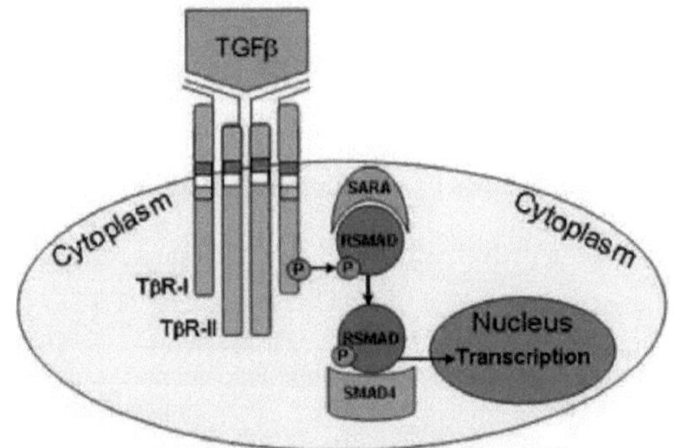

Figura 14: Via de sinalização mediada pelo recetor TGF- β

Estes factores de crescimento são secretados pelos odontoblastos e depositados na matriz da dentina [82], onde permanecem protegidos numa forma ativa através da interação com outros componentes da matriz da dentina [83]. A adição de fracções proteicas purificadas da dentina estimulou um aumento da secreção da matriz dentinária terciária[84] . Outra família importante de factores de crescimento no desenvolvimento [85] e regeneração [8[6]] dos dentes é constituída pelas proteínas morfogénicas ósseas (BMPs).

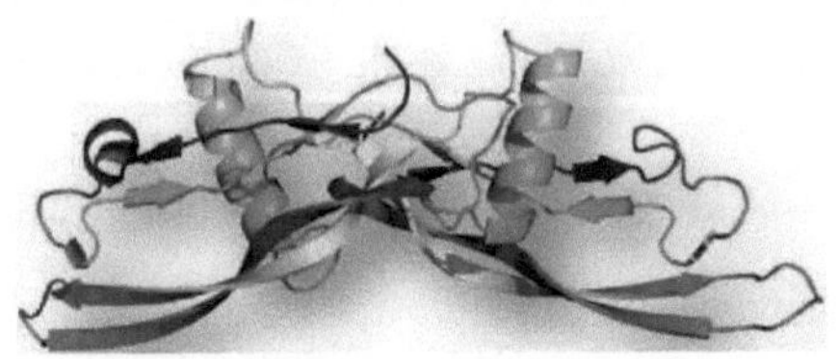

Figura 14: Proteínas morfogénicas ósseas (BMPs)

A BMP2 humana recombinante estimula a diferenciação de células estaminais adultas da polpa para uma morfologia odontoblastóide em cultura [87][88][89]. Os efeitos semelhantes do TGF B1-3 e da BMP7 foram demonstrados em fatias de dentes em cultura[90][91] . BMP-2, -4, e -7 recombinantes induzem a formação de dentina reparadora in vivo .[92][93][94]

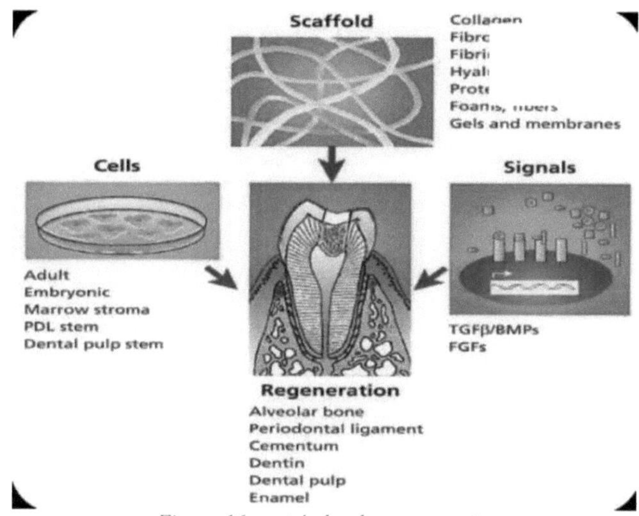

Figura 16: as tríades da regeneração

Verificou-se que a aplicação do fator de crescimento semelhante à insulina-1 humana recombinante juntamente com o colagénio induziu a formação de pontes dentinárias completas e a formação de dentina tubular[95] . Isto indica o potencial de adicionar factores de crescimento antes do capeamento pulpar, ou de os incorporar em materiais de restauração e endodônticos para estimular a regeneração da dentina e da polpa. A longo prazo, os factores de crescimento serão provavelmente utilizados em conjunto com células estaminais pós-natais para realizar a substituição da polpa dentária doente por engenharia de tecidos.

Abbreviation	Factor	Primary Source	Activity	Usefulness
BMP	Bone morphogenetic proteins	Bone matrix	BMP induces differentiation of osteoblasts and mineralization of bone	BMP is used to make stem cells synthesize and secrete mineral matrix
CSF	Colony stimulating factor	A wide range of cells	CSFs are cytokines that stimulate the proliferation of specific pluripotent bone stem cells	CSF can be used to increase stem cell numbers
EGF	Epidermal growth factor	Submaxillary glands	EGF promotes proliferation of mesenchymal, glial and epithelial cells	EGF can be used to increase stem cell numbers
FGF	Fibroblast growth factor	A wide range of cells	FGF promotes proliferation of many cells	FGF can be used to increase stem cell numbers
IGF	Insulin-like growth factor-I or II	I - liver II-variety of cells	IGF promotes proliferation of many cell types	IGF can be used to increase stem cell numbers
IL	Interleukins IL-1 to IL-13	Leukocytes	IL are cytokines which stimulate the humoral and cellular immune responses	Promotes inflammatory cell activity
PDGF	Platelet-derived growth factor	Platelets, endothelial cells, placenta	PDGF promotes proliferation of connective tissue, glial and smooth muscle cells	PDGF can be used to increase stem cell numbers
TGF-α	Transforming growth factor-alpha	Macrophages, brain cells, and keratinocytes	TGF-α may be important for normal wound healing	Induces epithelial and tissue structure development
TGF-β	Transforming growth factor-beta	Dentin matrix, activated TH_1 cells (T-helper) and natural killer (NK) cells	TGF-β is anti-inflammatory, promotes wound healing, inhibits macrophage and lymphocyte proliferation	TGF-β1 is present in dentin matrix and has been used to promote mineralization of pulp tissue
NGF	Nerve growth factor	A protein secreted by a neuron's target tissue	NGF is critical for the survival and maintenance of sympathetic and sensory neurons.	Promotes neuron outgrowth and neural cell survival

Fig. 17: Resumo da origem, da atividade e da utilidade dos factores de crescimento comuns

FUNÇÕES [6]

- Para estimular a divisão das células vizinhas e das que se infiltram no defeito (exemplo: factores de crescimento - PDGF)
- Para estimular a diferenciação de determinadas células ao longo de uma via específica (exemplo: factores de diferenciação - BMP)
- Para estimular a angiogénese
- Atuar como quimioatraentes para tipos específicos de células.

DIFERENTES TIPOS DE MORFOGÉNIOS [6]

- Bone morphogenic proteins (BMPs)
- Fibroblast growth factors (FGFs)
- Wingless and int-related proteins (Wnts)
- Hedgehog proteins (Hhs)
- Tumour necrotic factor (TNF)

} Embryonic tooth development

- Transforming growth factor (TGF)
- Insulin like growth factor (IGF)
- Colony stimulating factor (CSF)
- Epidermal growth factor (EGF)
- Interleukins (IL)
- Platelet derived growth factor (PDGF)
- Nerve growth factor (NGF)

DIFERENTES ASPECTOS DA ENDODONTIA REGENERATIVA

BASE BIOLÓGICA DA TERAPIA ENDODÔNTICA REGENERATIVA

Uma contribuição importante durante o período de 1993-2007 foi o desenvolvimento do domínio da engenharia de tecidos [96]. Em termos simples, a engenharia de tecidos integra os domínios da biologia e da engenharia numa disciplina que se centra na regeneração de tecidos em vez da sua reparação. O primeiro elemento da engenharia de tecidos é uma fonte de células capazes de se diferenciar no componente de tecido pretendido.

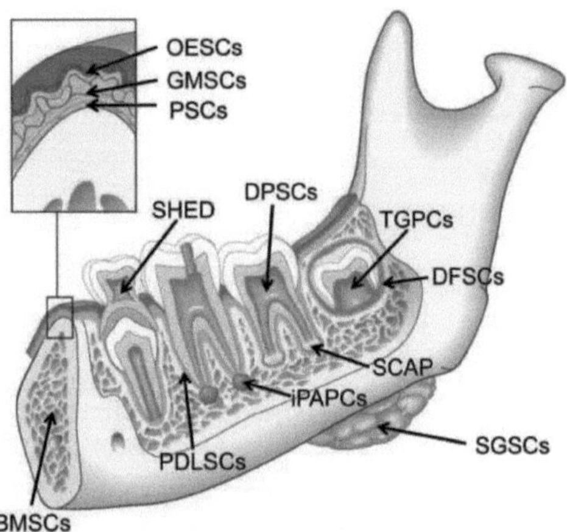

Figura 18: Desenho esquemático que ilustra as potenciais fontes de células estaminais pós-natais no ambiente oral.

Os tipos de células incluem células progenitoras do germe dentário (TGPCs), células estaminais do folículo dentário (DFSCs), células estaminais das glândulas salivares (SGSCs), células estaminais da papila apical (SCAP), células estaminais da polpa dentária (DPSCs), células progenitoras periapicais inflamadas (iPAPCs), células estaminais de dentes decíduos esfoliados humanos (SHED), células estaminais do ligamento periodontal (PDLSCs), células estaminais da medula óssea (BMSCs) e, como ilustrado na inserção, células estaminais epiteliais orais (OESCs), células estaminais mesenquimais derivadas da gengiva (GMSCs) e células estaminais periosteais (PSCs).

Estão disponíveis revisões detalhadas que resumem as propriedades destas células estaminais orofaciais [97-102]. É interessante notar que as células estaminais são encontradas na polpa dentária [103][104], na papila apical e até no tecido periapical inflamado recolhido durante os procedimentos cirúrgicos endodônticos (células progenitoras periapicais inflamadas)[105]. Estes resultados sugerem uma oportunidade para a colheita de células estaminais durante os procedimentos clínicos. De facto, a hemorragia evocada durante os procedimentos regenerativos endodônticos realizados em dentes imaturos com necrose pulpar revela um influxo maciço de células estaminais mesenquimais para o espaço do canal radicular[106]. Como mostra a figura abaixo, a laceração da papila apical em pacientes desencadeia um influxo de sangue para o espaço do canal radicular que tem uma concentração 400 a 600 vezes maior de marcadores de células estaminais mesenquimais (CD73 e CD105) em comparação com as concentrações destas células que circulam no sangue sistémico do paciente.

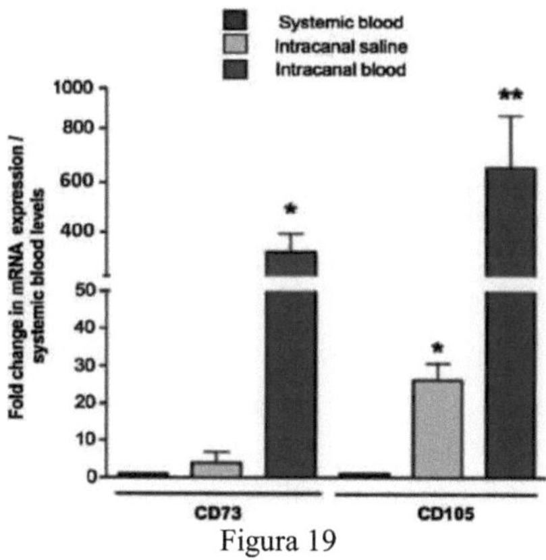

Figura 19

O passo de sangramento evocado em procedimentos regenerativos endodônticos em dentes imaturos com ápices abertos leva a um aumento significativo na expressão de marcadores de células estaminais mesenquimais indiferenciadas no espaço do canal radicular. Foram recolhidas amostras de sangue sistémico, irrigação salina e sangue intracanal durante a segunda visita dos procedimentos regenerativos. A reação em cadeia da polimerase com transcriptase reversa em tempo real foi realizada utilizando o ARN isolado de cada amostra como modelo, com primers específicos validados para os genes alvo e o controlo endógeno do ARN ribossómico 18S. A expressão dos marcadores de células estaminais mesenquimais CD73 e CD105 foi regulada positivamente após a etapa de hemorragia evocada nos procedimentos regenerativos. (Fig. 19)

Assim, estão disponíveis várias fontes locais de células estaminais para procedimentos clínicos dentários, e as células estaminais podem ser introduzidas no sistema de canais radiculares dos doentes. O segundo elemento da engenharia de tecidos centra-se nos factores de crescimento ou noutros mediadores de indução de tecidos. As células estaminais têm a capacidade de se diferenciar em vários fenótipos celulares, dependendo da sua linhagem e da exposição a estímulos ambientais, tais como factores de crescimento, matriz extracelular, hipoxia ou outras condições [105][107-113]. Assim, o ambiente é um fator crítico na regulação da diferenciação dos tecidos. Por exemplo, o estudo de Wei et al[107] mostrou que a exposição da mesma população de células da polpa dentária a 3 combinações diferentes de factores de crescimento resulta em células que expressam um fenótipo mineralizante, um fenótipo de adipócito (célula adiposa) ou um fenótipo semelhante à cartilagem. Estes resultados gerais foram repetidos em numerosos estudos sobre células estaminais orofaciais e representam uma propriedade distintiva. Assim, o simples passo de lacerar a papila apical e de introduzir uma elevada concentração local de células estaminais no espaço do canal radicular pode não ser suficiente para orientar a sua diferenciação em células do complexo dentina-polpa. Em vez disso, os factores de crescimento devem ser considerados como adjuvantes importantes. Este é um conceito importante a ter em conta quando se interpretam estudos histológicos após procedimentos regenerativos.

O terceiro elemento da engenharia de tecidos é um andaime. Um andaime é muito mais importante do que simplesmente formar uma estrutura de tecido tridimensional. Além disso, os suportes desempenham um papel fundamental na regulação da diferenciação das células estaminais através da libertação local de factores de crescimento ou da cascata de sinalização desencadeada quando as células estaminais se ligam à matriz extracelular e umas às outras num ambiente tridimensional [112][114-116].

Os suportes podem ser endógenos (por exemplo, colagénio, dentina) ou substâncias sintéticas (por exemplo, hidrogéis, MTA ou outros compostos) [117][118]. Este princípio pode desempenhar um papel muito importante na interpretação de estudos clínicos regenerativos. Por exemplo, a instrumentação de cilindros de dentina seguida de irrigação com NaOCl a 5,25% e lavagem extensiva levou a uma superfície de dentina que promoveu a diferenciação de células em células do tipo clástico capazes de reabsorver dentina [111]. Em contraste, a irrigação dos cilindros de dentina com EDTA a 17%, isoladamente ou após o tratamento com NaOCl, produziu uma superfície de dentina que promoveu a diferenciação celular em células que expressam um marcador apropriado para um fenótipo mineralizante (por exemplo, a sialoproteína da dentina) [111]. Assim, a seleção de irrigantes e a sua sequência (EDTA em último lugar) podem desempenhar um papel crítico no condicionamento da dentina para uma superfície capaz de suportar a diferenciação de um fenótipo celular desejado x.

Existe alguma controvérsia sobre os termos regeneração versus revascularização[119][120] . O termo revascularização surgiu a partir da literatura sobre trauma e da observação de que a polpa de dentes com isquemia transitória ou permanente, em certos casos, poderia ter restabelecido o seu suprimento sanguíneo. Estes estudos estabeleceram os conhecimentos fundamentais sobre os factores importantes para que a revascularização ocorresse, nomeadamente a evidência de que os dentes com raízes imaturas e ápices abertos apresentavam taxas mais elevadas de revascularização e de desenvolvimento radicular continuado. Embora estas importantes descobertas tenham uma influência significativa nos procedimentos endodônticos regenerativos contemporâneos, não incluem a utilização intencional de princípios de bioengenharia na reparação e regeneração de uma polpa dentária ausente. Em vez disso, os procedimentos endodônticos regenerativos contemporâneos consideram a presença de uma fonte enriquecida de células estaminais dentro da papila apical, a sua entrega aos sistemas de canais radiculares e a libertação intencional e utilização de factores de crescimento locais incorporados na dentina. Assim, a endodontia regenerativa contemporânea afasta-se das suas origens, que se baseiam na literatura sobre trauma, e embarca no campo da bioengenharia.

Na nossa perspetiva, a regeneração indica um objetivo global de reprodução da histologia e função do tecido original. Até à data, a abordagem que parece oferecer a maior oportunidade de regeneração é a engenharia de tecidos. Uma vez que altas concentrações de células estaminais são introduzidas no espaço do canal radicular ao lacerar a papila apical no dente permanente imaturo, este procedimento clínico realiza um componente chave da tríade da engenharia de tecidos. A investigação em curso, em grande parte pré-clínica, tem avaliado combinações de células estaminais, factores de crescimento e suportes que conduzem à regeneração histológica de tecidos pulpares que preenchem muitos dos critérios para um complexo dentina-polpa[121-126] . Em contraste, o conceito de revascularização centra-se apenas no fornecimento de sangue ao espaço do canal radicular como forma de estimular a cicatrização de feridas, semelhante à cicatrização após a extração de um dente .[126]

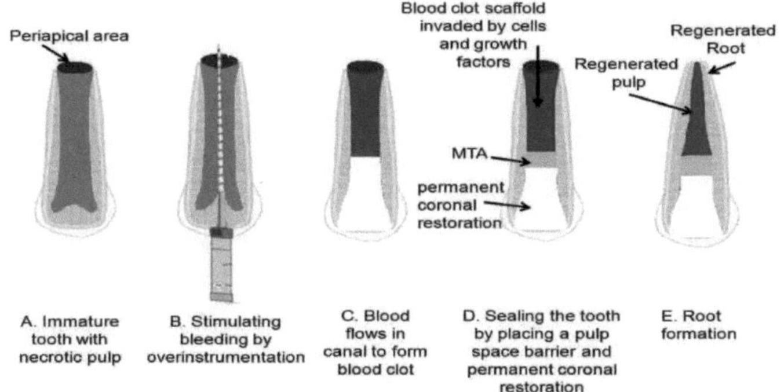

Figura 20: Representação esquemática de um processo regenerativo simples

Além disso, a revascularização é um termo melhor utilizado para o restabelecimento da vascularização de um tecido isquémico, como a polpa dentária de um dente avulsionado. Nesta perspetiva, o enfoque na revascularização ignoraria a importância potencial dos factores de crescimento e dos suportes necessários para a recapitulação histológica do complexo polpa-dentina. Embora reconheçamos que a angiogénese e o estabelecimento de um suprimento sanguíneo funcional são uma caraterística fundamental na manutenção e maturação de um tecido em regeneração, é de salientar que alguns dos casos publicados relatam respostas positivas aos testes de sensibilidade pulpar, tais como o teste da polpa fria ou eléctrica. Isto é uma evidência de que um espaço que estava anteriormente vazio (canal radicular desbridado) pode ser preenchido com um tecido inervado suportado por vascularização. Em conjunto, os conceitos centrais da engenharia de tecidos distinguem uma filosofia de tratamento regenerativo de uma filosofia de revascularização derivada de certos casos de trauma (que só ocorrem numa baixa percentagem de dentes replantados).

CONSIDERAÇÕES PARA A TERAPIA ENDODÔNTICA REGENERATIVA CLÍNICA

Vários protocolos de tratamento endodôntico regenerativo têm sido associados a um resultado clínico bem sucedido e atualmente não existe um único protocolo recomendado.

As caraterísticas comuns de casos com resultados clínicos bem-sucedidos após REPs [127][128] são:

1. Paciente jovem
2. Polpa necrótica e ápice imaturo
3. Pouca ou nenhuma instrumentação das paredes dentinárias
4. Colocação de um medicamento intracanal
5. Criação de um coágulo sanguíneo ou de um andaime proteico no canal
6. Selagem coronal eficaz

PROCEDIMENTOS CLÍNICOS

A endodontia regenerativa envolve frequentemente um procedimento em duas ou várias etapas [129][130]. A primeira consulta centra-se no acesso adequado e na desinfeção do espaço pulpar. Após a confirmação da ausência de sinais e sintomas clínicos, a segunda consulta centra-se na remoção do medicamento antimicrobiano, na libertação de factores de crescimento da dentina (por exemplo, através da irrigação com ácido etilenodiamino tetra-acético (EDTA)), na introdução de células estaminais no canal radicular através da estimulação da hemorragia[131] , na criação de um suporte (por exemplo coágulo sanguíneo ou plasma rico em plaquetas)[68][69] , selando o dente através da colocação de uma barreira ao espaço pulpar (por exemplo, MTA ou ionómero de vidro modificado com resina) e restauração coronal permanente para evitar a reinfeção bacteriana[132] . Na segunda consulta, a utilização de anestesia local sem vasoconstritor pode facilitar a estimulação da hemorragia apical[133] . As considerações devem ser vistas como uma possível fonte de informação e, dada a natureza em rápida evolução deste campo, os clínicos devem também rever ativamente as novas descobertas noutros locais, à medida que ficam disponíveis. Além disso, é importante reconhecer que as considerações de tratamento evoluíram com base em investigações pré-clínicas e estudos de casos clínicos e, por conseguinte, fornecem um nível de evidência inferior ao que seria fornecido por ensaios clínicos controlados.

São necessários ensaios clínicos prospectivos e aleatórios para fornecer avaliações imparciais de diferentes REPs e potenciais eventos adversos, bem como consenso sobre os métodos apropriados para avaliar os resultados clínicos das terapias endodônticas regenerativas em seres humanos, onde a avaliação histológica não é viável. À medida que mais evidências se tornam disponíveis, a modificação dos REPs certamente evoluirá. Por exemplo, a pasta antibiótica tripla originalmente utilizada por Banchs e Trope[68] demonstrou, num estudo recente in vitro, ser citotóxica para as células estaminais nas concentrações clinicamente recomendadas[134] . Além disso, o hipoclorito de sódio e a clorexidina podem reduzir a ligação das células estaminais à dentina[135] ; no caso do NaOCl, estes efeitos demonstraram ser revertidos pelo EDTA[136] . Antes de iniciar o tratamento endodôntico regenerativo, é imperativo que os pacientes e tutores legais sejam informados de que podem ser necessárias duas ou mais consultas e que as consultas de acompanhamento são essenciais para avaliar os resultados clínicos (Figura 2°). A dor, o inchaço dos tecidos moles ou o aumento da radiolucência indicam o fracasso do procedimento e seria recomendado um tratamento alternativo (barreira apical artificial com MTA ou extração).

Guidelines for Follow-up Evaluation

- **Tooth is asymptomatic and functional**
- **Radiographic evaluation:**

6-12 months

* Resolution of periapical radiolucency
* May see increased dentinal wall thickness

12-24 months

* Increased dentinal wall thickness
* Increased root length

Figura 21: Diretrizes para a avaliação do acompanhamento clínico e radiográfico após procedimentos endodônticos regenerativos

RESULTADOS DOS PROCEDIMENTOS REGENERATIVOS

Resultados clínicos bem-sucedidos após procedimentos de revascularização para dentes pré-molares permanentes imaturos com necrose pulpar e infeção periapical foram relatados em relatos de casos históricos por Iwahu et al [137] e Banchs e Trope [68]. Foram identificados três importantes factores de tratamento - desinfeção do canal radicular, colocação de uma matriz no canal conducente à proliferação e diferenciação celular, e uma vedação bacteriana da abertura de acesso [138]. Esta nova abordagem de tratamento foi proposta como uma alternativa conservadora para dentes permanentes jovens com raízes imaturas e necrose pulpar [68][139]. A maioria dos estudos de casos humanos mostrou bons resultados clínicos (ausência de sinais e sintomas clínicos, evidência radiográfica de resolução de infecções periapicais, desenvolvimento contínuo da raiz e aumento da espessura da parede do canal) para dentes permanentes imaturos com necrose pulpar após REPs [129][130][140].

Uma análise retrospetiva recente dos resultados radiográficos e de sobrevivência de 61 dentes imaturos tratados com REPs ou apexificação encontrou aumentos significativamente maiores no comprimento e espessura da raiz após REPs em comparação com a apexificação com hidróxido de cálcio ou Apexificação com MTA [141]. Por razões óbvias, existe informação limitada sobre a natureza histológica exacta do tecido no canal radicular após REPs em humanos. No entanto, dois relatórios recentes descrevem a presença de tecido semelhante à polpa em dentes humanos extraídos após REPs [142][143]. Em cães, foi observada a deposição de tecidos semelhantes ao cemento e ao osso após REPs [144][145], sugerindo a diferenciação do tecido do ligamento periodontal em relação ao tecido pulpar.

Com base em estudos de casos, a progressão da cicatrização após as REPs varia consoante a apresentação inicial. Em alguns casos, ocorre uma resposta positiva aos testes de polpa fria e/ou eléctrica[129] . A evidência radiográfica de cicatrização apical normalmente precede a continuação do desenvolvimento radicular.

TECNOLOGIAS POTENCIAIS PARA A ENDODONTIA REGENERATIVA

Foram identificadas várias áreas principais de investigação que podem ter aplicação no desenvolvimento de técnicas endodônticas regenerativas.

Estas técnicas são :

- Revascularização do canal radicular através da coagulação sanguínea
- Terapia pós-natal com células estaminais
- Impressão de células tridimensionais
- Entrega de genes
- Implantação de polpa
- Implantação de andaimes
- Fornecimento de andaimes injectáveis

Estas técnicas endodônticas regenerativas baseiam-se nos princípios básicos de engenharia de tecidos já descritos e incluem considerações específicas sobre células, factores de crescimento e suportes.

REVASCULARIZAÇÃO

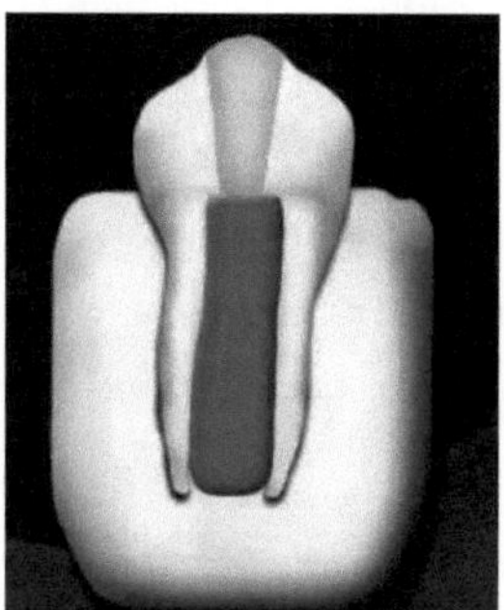

Figura 22: dente revascularizado

Vários relatos de casos documentaram a revascularização de sistemas de canais radiculares necróticos através da desinfeção seguida do estabelecimento de hemorragia no sistema de canais através de instrumentação excessiva [4[1414] 6]. Um aspeto importante destes casos é a utilização de irrigantes intracanais (NaOCl e clorexidina) com colocação de antibióticos (por exemplo, uma mistura de ciprofloxacina, metronidazol e pasta de minociclina) durante várias semanas. Esta combinação particular de antibióticos desinfecta eficazmente os sistemas de canais radiculares [[147-14] 9] e aumenta a revascularização de dentes avulsionados e necróticos [[150]][[151]], sugerindo que este é um passo crítico na revascularização.

A seleção de vários irrigantes e medicamentos é digna de investigação adicional, porque estes materiais podem conferir vários efeitos importantes para a regeneração, para além das suas propriedades antimicrobianas. Por exemplo, a tetraciclina aumenta o crescimento das células hospedeiras na dentina, não por uma ação antimicrobiana, mas através da exposição de fibras de colagénio incorporadas ou de factores de crescimento[152] . No entanto, ainda não se sabe se a minociclina partilha este efeito e se estas propriedades adicionais podem contribuir para uma revascularização bem sucedida.

Embora esses relatos de casos sejam, em grande parte, de dentes com fechamentos apicais incompletos, foi observado que o reimplante de dentes avulsionados com uma abertura apical de aproximadamente 1,1 mm demonstra uma maior probabilidade de revascularização [[15] 3]. Este achado sugere que a revascularização de polpas necróticas com ápices completamente formados (fechados) pode requerer a instrumentação do ápice do dente até aproximadamente 1 a 2 mm de diâmetro apical para permitir a hemorragia sistémica nos sistemas de canais radiculares. Claramente, o desenvolvimento de procedimentos endodônticos regenerativos pode requerer o reexame de muitos dos preceitos mais conhecidos dos procedimentos endodônticos tradicionais.

O método de revascularização pressupõe que o espaço do canal radicular foi desinfectado e que a formação de um coágulo sanguíneo produz uma matriz (por exemplo, fibrina) que prende as células capazes de iniciar a formação de novo tecido. Não é claro que o fenótipo do tecido regenerado se assemelhe à polpa dentária; no entanto, os relatos de casos publicados até à data demonstram a formação contínua de raízes e a restauração de uma resposta positiva ao teste térmico da polpa [144]. Outro ponto importante é que os pacientes adultos mais jovens têm geralmente uma maior capacidade de cicatrização.

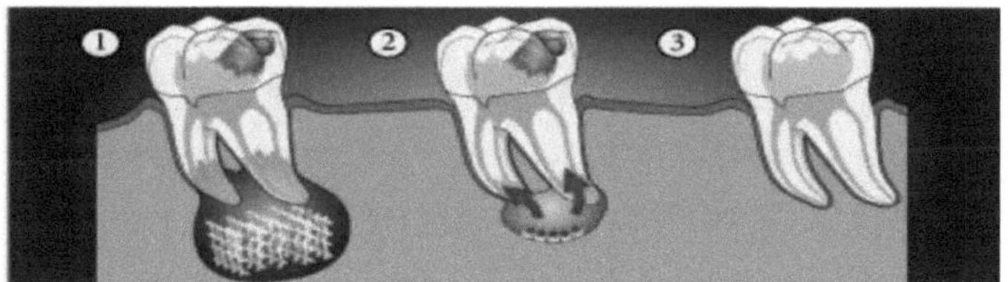

Figura 23: Regeneração local da polpa dentinária a partir da polpa apical ou dos tecidos periapicais

MECANISMO DE REVASCULARIZAÇÃO [6]

De acordo com Shah N, os possíveis mecanismos pelos quais o processo de revascularização ocorre são os seguintes :

Algumas células vitais da polpa que permanecem na extremidade apical do canal radicular podem proliferar na matriz recém-formada e diferenciar-se em odontoblastos. Isto pode acontecer sob a influência das células da bainha epitelial radicular de Hertwig, que são bastante resistentes à destruição, mesmo na presença de inflamação. A dentina atubular é depositada pelos odontoblastos na extremidade apical do canal radicular e nos aspectos laterais das paredes dentinárias do canal radicular. Isto levou à apexogénese, reforço e fortalecimento da raiz, respetivamente.

O desenvolvimento contínuo da raiz pode ser devido a células estaminais multipotentes da polpa dentária, que estão presentes em dentes permanentes imaturos. Estas células da extremidade apical podem ser semeadas nas paredes dentinárias existentes e podem diferenciar-se em odontoblastos e depositar dentina terciária ou atubular.

As células estaminais do ligamento periodontal podem proliferar e crescer para a extremidade apical e para o interior do canal radicular. Podem depositar tecido duro tanto na extremidade apical como nas paredes laterais da raiz. A evidência em apoio desta hipótese é apresentada pela documentação de cemento e fibras de Sharpey nos tecidos recém-formados.

O quarto mecanismo possível de desenvolvimento radicular pode ser atribuído ao SCAP ou à medula óssea. A instrumentação além dos limites do canal radicular para induzir sangramento também pode transplantar células mesenquimais do osso para o lúmen do canal. Essas células têm grande capacidade de proliferação.

O coágulo sanguíneo é uma fonte rica de factores de crescimento, como o fator de crescimento derivado das plaquetas, o fator de crescimento endotelial vascular, o fator de crescimento epitelial derivado das plaquetas e o fator de crescimento tecidular. Estes factores podem desempenhar um papel importante na regeneração.

INDICAÇÕES [6]

- Dentes com polpa necrótica e ápice imaturo
- Espaço pulpar não necessário para pilar/ núcleo, restauração definitiva
- Conformidade dos doentes
- Não ter alergia aos medicamentos a utilizar.

PROTOCOLO CLÍNICO [6]

- TERAPIA ENDODÔNTICA REGENERATIVA (PRIMEIRA CONSULTA)

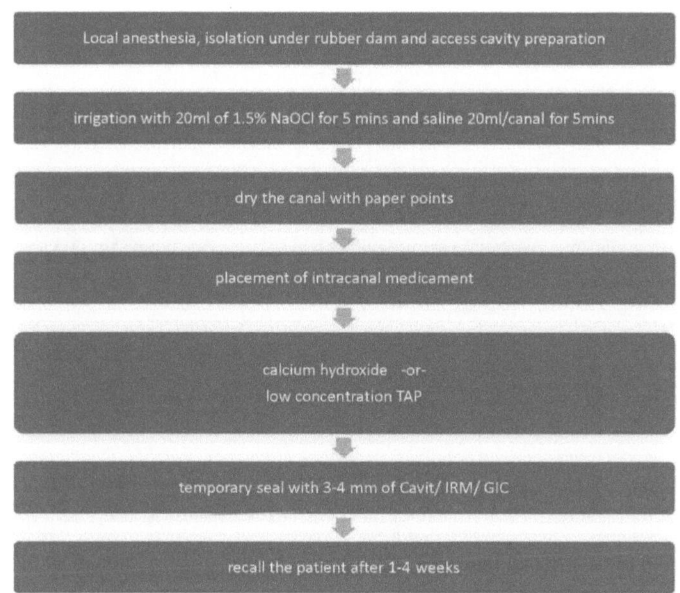

Fig. 24: Terapia endodôntica regenerativa - procedimentos da primeira consulta

- TERAPIA ENDODÔNTICA REGENERATIVA (SEGUNDA CONSULTA) [6]

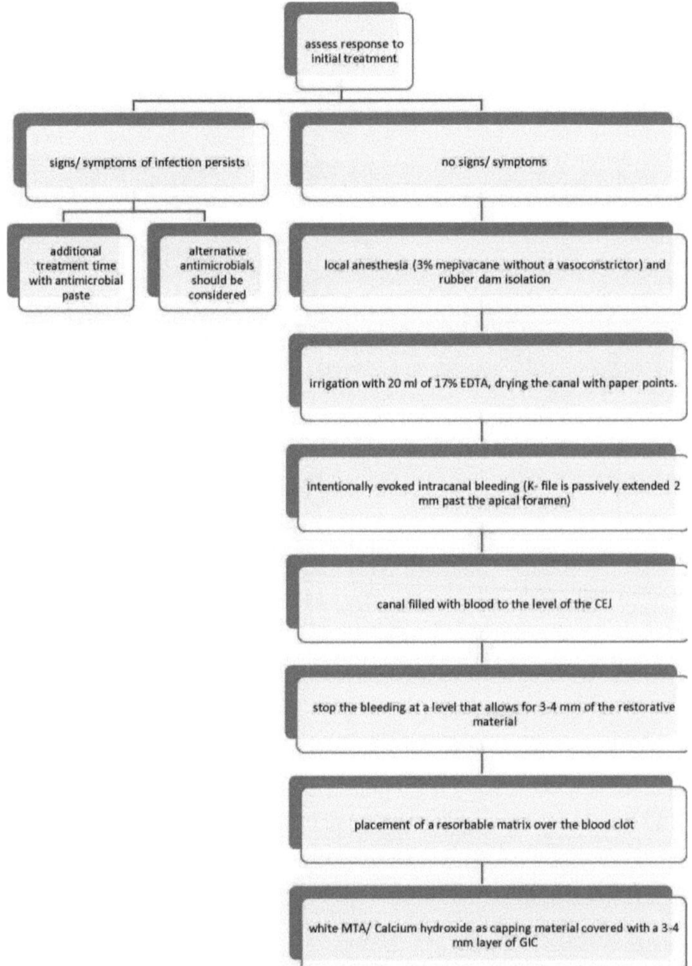

Fig. 25: Terapia endodôntica regenerativa - Procedimentos da segunda consulta

PAPEL DA PASTA DE ANTIBIÓTICOS [154]

O sucesso do procedimento endodôntico de revascularização depende da desinfeção eficaz do canal. As pastas de antibióticos são combinações de mais do que um antibiótico misturado numa consistência de pasta.

AGENT	DESCRIPTION
Triple antibiotic paste ("3mix")	Ciprofloxacin, metronidazole, minocycline (1:1:1) in a macrogol/ propylene glycol vehicle
Modified triple antibiotic paste	Ciprofloxacin, metronidazole, cefaclor
Double antibiotic paste	Ciprofloxacin, metronidazole
Calcium hydroxide paste	Calcium hydroxide

Quadro 2: Diferentes pastas antibióticas utilizadas

A pasta antibiótica tripla é o tipo mais comummente defendido e as seguintes diretrizes têm de ser asseguradas quando se emprega uma pasta antibiótica:

- Permanece abaixo da JCE (minimiza a coloração da coroa).
- A concentração é ajustada para 0,1 mg/ml (100 µg de cada fármaco/mL).
- A câmara pulpar é selada com um agente de ligação à dentina para evitar o risco de manchas.

VANTAGENS [6][154]

Existem várias vantagens numa abordagem de revascularização.

- A abordagem é tecnicamente simples e pode ser realizada com instrumentos e medicamentos atualmente disponíveis, sem biotecnologia dispendiosa.
- A regeneração de tecido nos sistemas de canais radiculares pelas células sanguíneas do próprio paciente evita a possibilidade de rejeição imunitária e de transmissão de agentes patogénicos da substituição da polpa por uma construção de engenharia de tecidos.

- Tempo de tratamento curto.
- Rentável.
- Não é necessária a obturação dos canais.
- Continuação do desenvolvimento e reforço das raízes.

LIMITAÇÕES [6][154]

No entanto, várias preocupações precisam ser abordadas em pesquisas prospectivas. Em primeiro lugar, os relatos de casos em que um coágulo sanguíneo tem a capacidade de regenerar tecido pulpar são empolgantes, mas é necessário ter cuidado, porque a fonte do tecido regenerado não foi identificada. São necessários estudos em animais e mais estudos clínicos para investigar o potencial desta técnica antes de poder ser recomendada para uso geral em pacientes. Geralmente, a engenharia de tecidos não depende da formação de coágulos sanguíneos, porque a concentração e a composição das células presas no coágulo de fibrina são imprevisíveis. Esta é uma limitação crítica para uma abordagem de revascularização de coágulos sanguíneos, porque a engenharia de tecidos baseia-se no fornecimento de concentrações e composições eficazes de células para restaurar a função. É muito possível que as variações na concentração e composição das células, particularmente em doentes mais velhos (onde as concentrações de células estaminais circulantes podem ser mais baixas), possam levar a variações no resultado do tratamento. Por outro lado, alguns aspectos desta abordagem podem ser úteis; os coágulos de fibrina derivados do plasma estão a ser utilizados para o desenvolvimento de estruturas de suporte em vários estudos.

Em segundo lugar, o alargamento do forame apical é necessário para promover a vascularização e para manter a viabilidade celular inicial através da difusão de nutrientes. Relacionado com este ponto, as células devem ter um fornecimento disponível de oxigénio; por conseguinte, é provável que as células na porção coronal do sistema de canais radiculares não sobrevivessem ou sobrevivessem em condições de hipoxia antes da angiogénese. É interessante notar que as células endoteliais libertam factores solúveis em condições de hipoxia que promovem a sobrevivência das células e a angiogénese, enquanto outros tipos de células demonstram respostas semelhantes a uma baixa disponibilidade de oxigénio.

Podem também surgir outras limitações, como a descoloração da coroa, o desenvolvimento de estirpes bacterianas resistentes, reacções alérgicas a medicamentos intracanais e calcificação do canal.

TERAPIA COM CÉLULAS ESTAMINAIS PÓS-NATAL

O método mais simples para administrar células com potencial regenerativo adequado é injetar células estaminais pós-natais em sistemas de canais radiculares desinfectados após a abertura do ápice. As células estaminais pós-natais podem ser derivadas de vários tecidos, incluindo pele, mucosa bucal, gordura e osso [155].

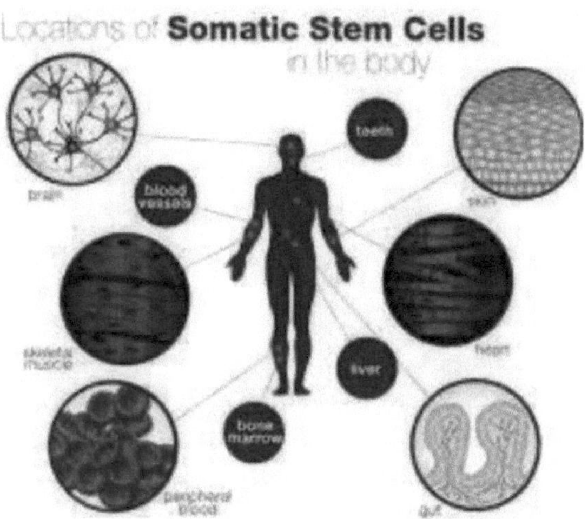

Figura 26: Terapia com células estaminais pós-natal

Um grande obstáculo à investigação é a identificação de uma fonte de células estaminais pós-natais capaz de se diferenciar na população celular diversa que se encontra na polpa adulta (por exemplo, fibroblastos, células endoteliais, odontoblastos). Os obstáculos técnicos incluem o desenvolvimento de métodos de colheita e quaisquer métodos ex vivo necessários para purificar e/ou expandir o número de células suficientemente para aplicações endodônticas regenerativas. Uma abordagem possível seria a utilização de células estaminais da polpa dentária derivadas de células autólogas (do próprio doente) que tenham sido retiradas de uma biópsia da mucosa bucal, ou de células estaminais do cordão umbilical que tenham sido armazenadas criogenicamente após o nascimento; de uma linha de células estaminais da polpa purificada alogénica que não tenha doenças nem agentes patogénicos; ou de células estaminais da polpa xenogénicas (animais) que tenham sido cultivadas em laboratório.

É importante notar que não estão atualmente disponíveis linhas purificadas de células estaminais da polpa e que os tecidos da mucosa ainda não foram avaliados para a terapia com células estaminais. Embora a recolha de células estaminais do cordão umbilical seja anunciada principalmente para ser utilizada como parte de uma futura terapia médica, estas células ainda não foram utilizadas para criar quaisquer construções de tecidos para terapias médicas regenerativas.

Existem várias vantagens numa abordagem que utiliza células estaminais pós-natais.

- Em primeiro lugar, as células estaminais autógenas são relativamente fáceis de colher e de distribuir por seringa, e as células têm o potencial de induzir a regeneração de nova polpa.
- Em segundo lugar, esta abordagem já é utilizada em aplicações médicas regenerativas, incluindo a substituição da medula óssea, e uma revisão recente descreveu várias aplicações endodônticas potenciais [156].

No entanto, existem várias desvantagens num método de entrega de células injectadas.

- Em primeiro lugar, as células podem ter baixas taxas de sobrevivência.
- Em segundo lugar, as células podem migrar para locais diferentes dentro do

corpo [157], levando possivelmente a padrões aberrantes de mineralização.

Uma solução para este último problema pode ser a aplicação das células juntamente com um coágulo de fibrina ou outro material de suporte. Isto ajudaria a posicionar e a manter a localização das células. Em geral, são necessários suportes, células e moléculas de sinalização bioactivas para induzir a diferenciação das células estaminais num tipo de tecido dentário [158]. Por conseguinte, a probabilidade de produzir novo tecido pulpar funcional injectando apenas células estaminais na câmara pulpar, sem um suporte ou moléculas de sinalização, pode ser muito baixa. Em vez disso, a regeneração pulpar deve considerar todos os três elementos (células, factores de crescimento e suporte) para maximizar o potencial de sucesso.

IMPRESSÃO DE CÉLULAS 3-D

Outra abordagem para a criação de tecido pulpar dc substituição pode ser criá-lo utilizando uma técnica de impressão celular tridimensional [159]. Em teoria, um dispositivo semelhante a um jato de tinta é utilizado para distribuir camadas de células suspensas num hidrogel [160] para recriar a estrutura do tecido da polpa dentária. A técnica de impressão celular tridimensional pode ser utilizada para posicionar as células com precisão [161], e este método tem o potencial de criar construções de tecido que imitam a estrutura natural do tecido da polpa dentária.

O posicionamento ideal das células numa construção de engenharia de tecidos incluiria a colocação de células odontoblastóides à volta da periferia para manter e reparar a dentina, com fibroblastos no núcleo da polpa a suportar uma rede de células vasculares e nervosas. Teoricamente, a desvantagem de utilizar a técnica de impressão celular tridimensional é que seria necessária uma orientação cuidadosa da construção do tecido pulpar de acordo com a sua assimetria apical e coronal durante a colocação em sistemas de canais radiculares limpos e modelados. No entanto, as primeiras investigações ainda não demonstraram que a impressão celular tridimensional pode criar tecido funcional in vivo [162].

TERAPIA GENÉTICA

O ano de 2003 foi um marco importante no domínio da genética e da biologia molecular. Nesse ano celebrou-se o 50º aniversário da descoberta da estrutura de dupla hélice do ADN por Watson e Crick. Em 14 de abril de 2003, 20 centros de sequenciação em cinco países diferentes declararam concluído o projeto do genoma humano. Este marco permitirá a realização de novos tratamentos médicos no domínio da terapia genética [613]. Todas as células humanas contêm uma cadeia de 1 m de ADN com 3 mil milhões de pares de bases, com a única exceção das células não nucleadas, como os glóbulos vermelhos. O ADN contém sequências genéticas (genes) que controlam a atividade e a função das células; um dos genes mais conhecidos é o p53 [614]. Novas técnicas que envolvem vectores virais ou não virais podem fornecer genes para factores de crescimento, morfogénios, factores de transcrição e moléculas da matriz extracelular a populações de células alvo, como a glândula salivar [165]. Os vectores virais são modificados para evitar a possibilidade de causarem doenças, mas mantêm a capacidade de infeção. Diversos vírus foram geneticamente modificados para a entrega de genes, incluindo retrovírus, adenovírus, vírus adeno-associado, vírus herpes simplex e lentivírus [166][167]. Os sistemas de entrega de genes não virais incluem plasmídeos, péptidos, pistolas de genes, complexos ADN-ligando, electroporação, sonoporação e lipossomas catiónicos [168][169]. A escolha do sistema de entrega de genes depende da acessibilidade e das caraterísticas fisiológicas da população de células-alvo.

Uma revisão recente discutiu a utilização da entrega de genes na endodontia regenerativa [710]. Um dos usos da entrega de genes na endodontia seria a entrega de genes mineralizantes no tecido pulpar para promover a mineralização do tecido. No entanto, uma pesquisa na literatura indica que tem havido pouca ou nenhuma investigação neste campo, exceto o trabalho de Rutherford [711]. Ele transfectou polpas de furão com BMP-7 de rato transfectada com cDNA que não produziu uma resposta reparadora, sugerindo que são necessárias mais pesquisas para otimizar o potencial da terapia genética da polpa. As nossas próprias observações não publicadas (P.M.) de inserção de genes mineralizantes por electroporação em culturas de células estaminais da polpa ainda não foram bem sucedidas, sugerindo que ainda há muito a fazer para utilizar a terapia genética como parte do tratamento endodôntico. Além disso, existem riscos potencialmente graves para a saúde com a utilização da terapia génica; estes decorrem da utilização do sistema vetorial (transferência de genes), e não dos genes expressos .[166]

A FDA aprovou a investigação sobre a terapia genética em seres humanos com doenças terminais, mas a aprovação foi retirada em 2003, depois de se ter descoberto que um rapaz de 9 anos que recebeu terapia genética desenvolveu tumores em diferentes partes do seu corpo [172]. Os investigadores têm de aprender a controlar com precisão a terapia genética e a torná-la muito específica para as células, a fim de desenvolver uma terapia genética que seja segura para ser utilizada clinicamente. Devido ao aparente alto risco de perigos para a saúde, o desenvolvimento de uma terapia genética para realizar o tratamento endodôntico parece muito improvável num futuro próximo. A terapia gênica é um campo relativamente novo, e faltam evidências que demonstrem que essa terapia tem o potencial de salvar a polpa necrótica. Atualmente, os potenciais benefícios e desvantagens são, em grande parte, teóricos.

IMPLANTAÇÃO DE POLPA

A maioria das culturas de células in vitro cresce como uma única monocamada ligada à base dos frascos de cultura. No entanto, algumas células estaminais não sobrevivem se não forem cultivadas sobre uma camada de células de alimentação [173]. Em todos estes casos, as células estaminais são cultivadas em duas dimensões. Em teoria, para pegar em culturas de células bidimensionais e torná-las tridimensionais, as células da polpa podem ser cultivadas em filtros de membrana biodegradáveis. Será necessário enrolar muitos filtros para formar um tecido pulpar tridimensional, que pode ser implantado em sistemas de canais radiculares desinfectados.

As vantagens deste sistema de administração são o facto de as células serem relativamente fáceis de cultivar em filtros no laboratório. O crescimento de células em filtros tem sido efectuado há várias décadas, uma vez que é assim que se avalia a citotoxicidade de muitos materiais de teste [174]. Além disso, as folhas de células agregadas são mais estáveis do que as células dissociadas administradas por injeção em sistemas de canais radiculares vazios.

Os potenciais problemas associados à implantação de folhas de tecido pulpar cultivado é que podem ser necessários procedimentos especializados para assegurar que as células aderem corretamente às paredes do canal radicular. As lâminas de células não têm vascularização, pelo que apenas a porção apical dos sistemas de canais receberia estas construções celulares, sendo os sistemas de canais coronais preenchidos com scaffolds capazes de suportar a proliferação celular [175]. Devido ao facto de os filtros serem camadas muito finas de células, são extremamente frágeis, o que pode dificultar a sua colocação nos sistemas de canais radiculares sem que se partam.

No implante de polpa, o tecido pulpar de substituição é transplantado para sistemas de canais radiculares limpos e modelados. A fonte de tecido pulpar pode ser uma linha de células estaminais pulpares purificadas, isenta de doenças ou de agentes patogénicos, ou criada a partir de células retiradas de uma biópsia, que tenha sido cultivada em laboratório. O tecido pulpar cultivado é cultivado em placas in vitro sobre nanofibras de polímeros biodegradáveis ou sobre placas de proteínas da matriz extracelular, como o colagénio I ou a fibronectina [176][177]. Até agora, o crescimento de células da polpa dentária sobre colagénios I e III não provou ser bem sucedido [178], mas outras matrizes, incluindo vitronectina e laminina, requerem investigação.

A vantagem de ter as células agregadas é que localiza as células estaminais pós-natais no sistema de canais radiculares.

A desvantagem desta técnica é que a implantação de folhas de células pode ser tecnicamente difícil. As lâminas são muito finas e frágeis, pelo que é necessária investigação para desenvolver técnicas de implantação fiáveis. As lâminas de células também não têm vascularização, pelo que seriam implantadas na porção apical do sistema de canais radiculares, sendo necessária a entrega coronal de um suporte capaz de suportar a proliferação celular. As células localizadas a mais de 200 m da distância máxima de difusão de oxigénio de um fornecimento de sangue capilar correm o risco de anoxia e necrose [179].

O desenvolvimento desta terapia de engenharia de tecidos endodônticos parece apresentar poucos riscos para a saúde dos pacientes, embora as preocupações com as respostas imunitárias e a possível incapacidade de formar tecido pulpar funcional devam ser abordadas através de uma investigação in vivo cuidadosa e de ensaios clínicos controlados.

IMPLANTAÇÃO DE ANDAIMES

Para criar uma terapia de engenharia de tecidos endodônticos mais prática, as células estaminais da polpa devem ser organizadas numa estrutura tridimensional que possa suportar a organização celular e a vascularização. Isto pode ser conseguido utilizando um suporte de polímero poroso semeado com células estaminais da polpa [180]. Um suporte deve conter factores de crescimento para ajudar a proliferação e diferenciação das células estaminais, conduzindo a um desenvolvimento melhor e mais rápido dos tecidos [181]. Os factores de crescimento foram descritos na secção anterior. O andaime pode também conter nutrientes que promovam a sobrevivência e o crescimento das células [182] e, possivelmente, antibióticos para evitar o crescimento de bactérias nos sistemas de canais. A engenharia de nano-scaffolds pode ser útil na administração de fármacos a tecidos específicos [183].

Para além disso, o suporte pode exercer funções mecânicas e biológicas essenciais necessárias ao tecido de substituição [184]. Em dentes expostos à polpa, verificou-se que as lascas de dentina estimulam a formação de pontes de dentina reparadoras [185]. As lascas de dentina podem fornecer uma matriz para a fixação das células estaminais da polpa [186] e também ser um reservatório de factores de crescimento [187]. A atividade reparadora natural das células estaminais da polpa em resposta às lascas de dentina dá algum apoio à utilização de estruturas para regenerar o complexo polpa-dentina.

Para atingir o objetivo de reconstrução do tecido pulpar, os scaffolds devem cumprir alguns requisitos específicos. A biodegradabilidade é essencial, uma vez que os scaffolds precisam de ser absorvidos pelos tecidos circundantes sem necessidade de remoção cirúrgica [188]. Uma elevada porosidade e um tamanho de poro adequado são necessários para facilitar a sementeira de células e a difusão de células e nutrientes ao longo de toda a estrutura [189]. A taxa de degradação tem de coincidir, tanto quanto possível, com a taxa de formação de tecido; isto significa que, enquanto as células estão a fabricar a sua própria estrutura de matriz natural à sua volta, o andaime é capaz de proporcionar integridade estrutural dentro do corpo e acabará por se decompor, deixando o tecido recém-formado assumir a carga mecânica [190].

A maioria dos materiais de suporte utilizados na engenharia de tecidos tem uma longa história de utilização na medicina como suturas bioabsorvíveis e como malhas utilizadas em pensos para feridas [191]. Os tipos de materiais de andaime disponíveis são naturais ou sintéticos, biodegradáveis ou permanentes. Os materiais sintéticos incluem o ácido poliláctico (PLA), o ácido poliglicólico (PGA) e a policaprolactona (PCL), que são todos materiais de poliéster comuns que se degradam no corpo humano [192]. Estes andaimes têm sido utilizados com sucesso em aplicações de engenharia de tecidos porque são estruturas fibrosas degradáveis com a capacidade de suportar o crescimento de vários tipos diferentes de células estaminais.

Os principais inconvenientes estão relacionados com a dificuldade de obter uma elevada porosidade e uma dimensão regular dos poros. Este facto levou os investigadores a concentrarem os seus esforços na conceção de andaimes a nível nanoestrutural, a fim de modificar as interações celulares com o andaime [193]. Os andaimes podem também ser construídos a partir de materiais naturais; em particular, foram estudados diferentes derivados da matriz extracelular para avaliar a sua capacidade de suportar o crescimento celular [194]. Vários materiais proteicos, como o colagénio ou a fibrina, e materiais polissacáridos, como o quitosano ou os glicosaminoglicanos (GAG), ainda não foram bem estudados. No entanto, os primeiros resultados são promissores para apoiar a sobrevivência e a função das células [195][196], embora algumas reacções imunitárias a estes tipos de materiais possam ameaçar a sua utilização futura no âmbito da medicina regenerativa.

ADMINISTRAÇÃO INJECTÁVEL DE ANDAIMES

As estruturas rígidas de tecido de engenharia fornecem um excelente suporte para as células utilizadas no osso e noutras áreas do corpo onde o tecido de engenharia é necessário para fornecer suporte físico[197] . No entanto, nos sistemas de canais radiculares, não é necessária uma polpa de engenharia de tecidos para fornecer suporte estrutural ao dente. Isto permitirá que o tecido pulpar de engenharia de tecidos seja administrado numa matriz de suporte tridimensional macio, como um hidrogel de polímero. Os hidrogéis são suportes injectáveis que podem ser administrados através de uma seringa [H[198199]]. Os hidrogéis têm o potencial de serem não invasivos e fáceis de aplicar nos sistemas de canais radiculares. Em teoria, o hidrogel pode promover a regeneração da polpa, fornecendo um substrato para a proliferação e diferenciação celular numa estrutura tecidular organizada[200] . Os problemas anteriores com os hidrogéis incluíam um controlo limitado sobre a formação e o desenvolvimento dos tecidos, mas os avanços na formulação melhoraram drasticamente a sua capacidade de suportar a sobrevivência das células[201] . Apesar destes avanços, os hidrogéis encontram-se numa fase inicial da investigação e este tipo de sistema de administração, embora promissor, ainda não provou ser funcional in vivo. Para tornar os hidrogéis mais práticos, a investigação está a centrar-se em torná-los foto-polimerizáveis para formarem estruturas rígidas depois de implantados no local do tecido .[202]

As vantagens e desvantagens destas questões de desenvolvimento para as técnicas endodônticas regenerativas estão resumidas na figura 27 abaixo.

Technique	Image	Advantages	Disadvantages
Root-canal revascularization: open up tooth apex to 1 mm to allow bleeding into root canals	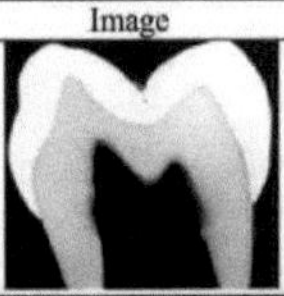	✓ Lowest risk of immune rejection ✓ Lowest risk of pathogen transmission	➢ Minimal case reports published to date ➢ Potential risk of necrosis if tissue becomes reinfected
Stem cell therapy: autologous or allogenic stem or cells are delivered to teeth via injectable matrix	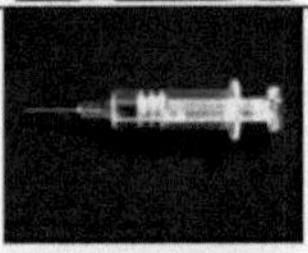	✓ Quick, ✓ Easy delivery ✓ Least painful ✓ Cells are easy to harvest	➢ Low cell survival ➢ Cells do not produce new functioning pulp ➢ High risk of complications
Pulp implant: pulp tissue is grown in the laboratory in sheets and implanted surgically	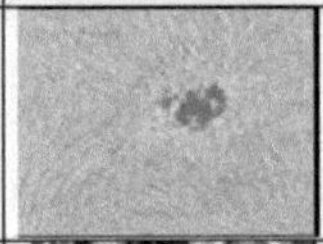	✓ Sheets of cells are easy to grow ✓ More stable than an injection of dissociated cells	➢ Sheets lack vascularity so only small constructs are possible ➢ Must be engineered to fit root canal precisely
Scaffold implant: pulp cells are seeded onto a 3-D scaffold made of polymers and surgically implanted	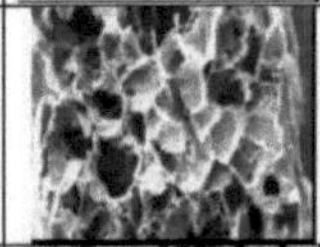	✓ Structure supports cell organization ✓ Some materials may promote vascularization	➢ Low cell survival after implantation ➢ Must be engineered to fit root canal precisely
3-D cell printing: ink-jet-like device dispenses layers of cells in a hydrogel which is surgically implanted	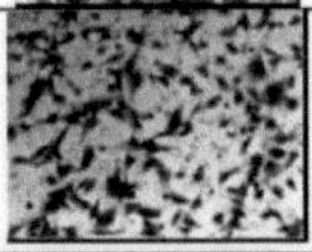	✓ Multiple cell types can be precisely positioned	➢ Must be engineered to fit root canal precisely ➢ Early-stage research has yet to prove functional in vivo
Injectable scaffolds: polymerizable hydrogels, alone or containing cell suspension are delivered by injection	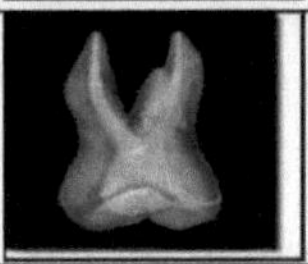	✓ Easy delivery ✓ May promote regeneration by providing substitute for extracellular matrix	➢ Limited control over tissue formation ➢ Low cell survival ➢ Early-stage research has yet to prove functional in vivo
Gene therapy: mineralizing genes are transfected into the vital pulp cells of necrotic and symptomatic teeth	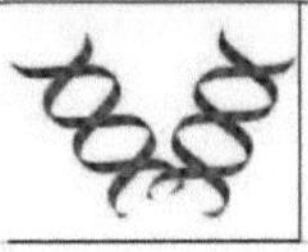	✓ May avoid cleaning and shaping root canals ✓ May avoid the need to implant stem cells	➢ Most cells in a necrotic tooth are already dead ➢ Difficult to control ➢ Risk of health hazards ➢ Not approved by the FDA

Fig. 27: Tecnologias potenciais para procedimentos endodônticos regenerativos

INCONVENIENTES DA ENDODONTIA REGENERATIVA

Seguem-se vários resultados positivos e negativos das técnicas regenerativas:

DESCOLORAÇÃO

A descoloração do dente após tratamentos endodônticos regenerativos, como revelado por Kim et al [203], é um problema maioritariamente relacionado com o uso de minociclina na pasta antibiótica tripla. Eles demonstraram que a principal razão para a descoloração do dente após o tratamento foi o contacto da minociclina na pasta antibiótica tripla com as paredes dentinárias coronais durante o procedimento de tratamento.

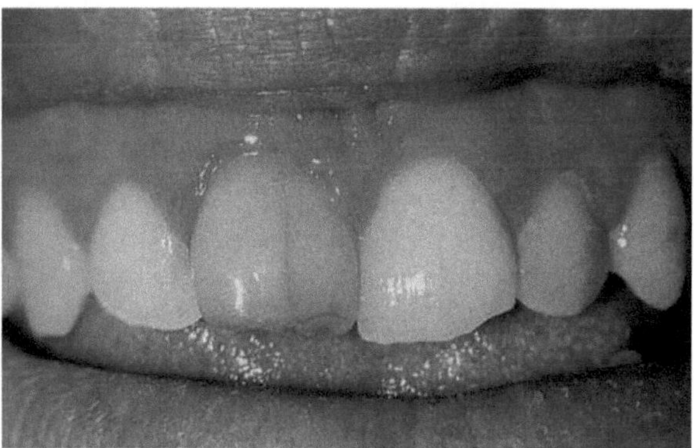

Figura 28: dente descolorido

Um estudo recente sugeriu a selagem das paredes dentinárias da cavidade de acesso utilizando um agente de ligação à dentina e resina composta antes da colocação de pasta antibiótica tripla no interior do canal [204].

Por outro lado, Kim et al examinaram o desempenho desta técnica de prevenção da descoloração dentária. Neste estudo, os dentes tratados com colagem de dentina foram avaliados a olho nu e depois com um colorímetro. Na avaliação a olho nu, os dentes não apresentaram qualquer alteração de cor, mas na avaliação com o colorímetro, sim. Concluíram que a utilização de agentes de ligação à dentina antes da colocação da pasta antibiótica tripla pode não prevenir completamente a descoloração dos dentes. Uma forma prática de prevenir a descoloração é substituir a minociclina por um antibiótico que não manche os dentes. Thibodeau e Trope[205] relataram um tratamento endodôntico regenerativo bem-sucedido de um incisivo central superior, utilizando cefaclor em vez de minociclina na mistura de antibióticos. Foram feitos alguns esforços para omitir a medicação intracanal do procedimento de tratamento.

Shin et al [206] apresentaram uma técnica bem-sucedida de tratamento endodôntico regenerativo numa única visita. A técnica utilizada neste estudo consistiu na irrigação da porção coronal do espaço do canal radicular com NaOCl e gluconato de clorexidina e, de seguida, na colocação do MTA sem indução de hemorragia. Um estudo recente em animais sobre o tratamento endodôntico regenerativo introduziu uma nova técnica para a desinfeção do canal radicular [207]. Utilizaram NaOCl 2,5% e pressão negativa apical produzida pelo sistema EndoVac (Discus Dental, CulverCity, CA) sem medicação antibiótica. A evidência histológica do sucesso do tratamento neste estudo demonstrou que o método introduzido de desinfeção do canal radicular é um protocolo promissor para dentes necróticos imaturos, e o uso de pasta antibiótica tripla pode não ser necessário. Ambos os estudos [206207] introduziram novos métodos para encurtar o período de tratamento e também evitar a descoloração do dente, omitindo o processo de medicação intracanal.

Embora a principal razão para a descoloração após tratamentos endodônticos regenerativos seja a minociclina [203], vários estudos revelaram que o MTA cinzento [204] e o MTA branco podem causar descoloração após o tratamento. A descoloração após o tratamento de dentes que foram tratados com hidróxido de cálcio pode estar relacionada com a presença de MTA na porção cervical do espaço do canal radicular [209] (2 de 20 casos). Um relatório recente sobre o capeamento pulpar em dentes anteriores revelou que a presença de MTA branco na coroa pode causar descoloração considerável.[210]

RESULTADOS HISTOLÓGICOS DE ESTUDOS EM ANIMAIS QUE CONSTITUEM UM DESAFIO

Foram efectuados alguns estudos histológicos e imuno-histológicos sobre o resultado de tratamentos endodônticos regenerativos em dentes de cães [207][214-217]. Evidências histológicas de deposição de tecido duro nas paredes do canal radicular (43,9%), fechamento apical (54,9%), e formação de tecido vital no espaço do canal radicular (29,3%) foram demonstradas por Thibodeauet al num modelo de cão [217]. Também avaliaram o efeito do coágulo sanguíneo e de uma estrutura de colagénio solúvel no resultado. O resultado histológico do tratamento não foi diferente na presença ou ausência de coágulo sanguíneo dentro do espaço do canal radicular. Além disso, a presença de um suporte de colagénio solúvel não melhorou os resultados.

Um estudo histológico realizado por da Silva et al [207] revelou que o tecido gerado no interior do espaço do canal radicular após o tratamento endodôntico regenerativo foi basicamente o crescimento de tecido conjuntivo periodontal em vez de tecido conjuntivo pulpar. Noutro estudo, a avaliação histológica dos tecidos produzidos no interior do canal radicular após o tratamento endodôntico regenerativo de dentes necróticos imaturos de cães revelou 3 tipos de tecidos: tecido semelhante ao cemento, responsável pelo aumento do comprimento e espessura da raiz, tecido semelhante ao osso e tecido semelhante ao ligamento periodontal (PDL) no interior do espaço do canal [214]. Houve apenas um caso com tecido pulpar parcialmente sobrevivente, no qual foi observada a presença de revestimento de odontoblastos. Também foi demonstrada a formação de pontes de cimento em diferentes níveis dentro do canal, o que pode estar relacionado com o potencial de indução de tecido duro do MTA.

Num esforço para melhorar o espessamento e o alongamento da raiz de dentes necróticos imaturos tratados, Yamauchi et al [215] conceberam e avaliaram um protocolo de engenharia de tecidos que incluía a utilização de uma esponja de colagénio insolúvel como suporte e ácido etilenodiamino tetra-acético (EDTA) a 17% como agente desmineralizante que poderia expor a matriz dentinária e possivelmente promover a diferenciação de células mesenquimatosas e a formação de tecidos mineralizados. Os resultados revelaram que a utilização de colagénio reticulado aumentou significativamente a formação de tecidos mineralizados, e a utilização de EDTA 17% aumentou significativamente a fixação de tecidos mineralizados recém-formados às paredes do canal dentinário. Foram detectadas duas formas de tecido duro: os tecidos mineralizados associados à dentina (DAMT) que estavam aderidos ou destacados das paredes dentinárias, desprovidos de vasculatura e células; e as ilhas ósseas (BI) que se encontravam no lúmen interno independente das paredes dentinárias e continham muitos vasos sanguíneos incorporados, células e tecidos semelhantes à medula óssea.

Num estudo separado, foram realizadas outras avaliações histológicas e análises imunohistoquímicas no DAMT e BI pelo mesmo grupo [216]. Os resultados mostraram que o DAMT era claramente diferente da dentina e do osso e, até certo ponto, do cemento. Embora a ausência de vasculatura e os padrões de imunomarcação no DAMT se assemelhassem ao cemento, a organização e a maturação das fibras de colagénio eram significativamente diferentes [216]. A imunorreactividade da sialoproteína dentinária (DSP) e da sialoproteína óssea (BSP) no BI era semelhante à do osso alveolar. Não foi detectada nenhuma camada de células odontoblásticas, estrutura semelhante à dentina e tecido semelhante à polpa .[216]

Em suma, os resultados histológicos de estudos em animais mostram que o tecido formado no interior do canal não é polpa e, por conseguinte, não funciona como tecido pulpar. Isso significa que esse procedimento de tratamento não resulta em regeneração pulpar nos dentes de cães. No entanto, os resultados histológicos do tratamento de dentes imaturos necrosados em humanos podem ser diferentes dos resultados obtidos em dentes de cães. Embora a presença de células estaminais tenha sido demonstrada na papila apical de dentes humanos [218] e no coágulo sanguíneo formado no interior do espaço do canal radicular após a desinfeção com pasta antibiótica tripla [219], nenhum dos estudos acima mencionados caracterizou estas células na papila apical do cão ou no coágulo sanguíneo formado no interior dos canais. Por outro lado, se o tecido formado nos dentes humanos imaturos após o tratamento endodôntico regenerativo for o tecido pulpar, ele deverá funcionar como uma polpa normal. Isso significa que, em casos de mau desenvolvimento radicular após o tratamento, pode não haver tecido vital [220] ou, pelo menos, um tecido vital diferente dentro do espaço do canal radicular. No entanto, respostas positivas aos testes de vitalidade da polpa, incluindo o teste de frio [204][211][221] e o teste elétrico da polpa (EPT) [212][222] em casos com desenvolvimento radicular contínuo após tratamentos endodônticos regenerativos, são indicativos de reinervação do tecido no interior do canal com nociceptores. Esses achados podem ser indicativos da presença de polpa ou tecido semelhante à polpa dentro do espaço do canal radicular após o tratamento regenerativo em casos com desenvolvimento radicular contínuo.

O exame histológico do tecido formado no interior do espaço do canal radicular de um caso com desenvolvimento radicular contínuo e resposta positiva à EPT no seguimento revelou a presença de um tecido semelhante à polpa neste caso [223].

DESENVOLVIMENTO DEFICIENTE DAS RAÍZES

O padrão ideal de desenvolvimento radicular em dentes imaturos inclui o aumento do comprimento da raiz, o aumento da espessura da parede radicular e a formação do ápice radicular. Em alguns estudos, o resultado dos tratamentos endodônticos regenerativos de dentes imaturos necrosados foi inferior ao ideal, incluindo ausência de aumento no comprimento da raiz [208][224], ausência de aumento na espessura da parede da raiz [208][209], ou falta de formação do ápice do dente[209]. A formação de uma barreira de tecido duro no interior do canal entre o tampão coronal de MTA e o ápice da raiz[209] é outro resultado desfavorável relatado. Um estudo recente revelou que o potencial de desenvolvimento radicular de dentes necróticos imaturos está relacionado com a vitalidade da bainha epitelial radicular de Hertwig[209]. Por conseguinte, poderá existir uma correlação entre a história dentária e a qualidade do desenvolvimento radicular; quanto maior for a duração da necrose pulpar, menor será a qualidade do desenvolvimento radicular após tratamentos endodônticos regenerativos. Essa associação poderia ser encontrada em estudos que relataram um desenvolvimento radicular reduzido ou inexistente.

Num estudo de série de casos realizado por Petrino et al[208] , um caso de 2 incisivos centrais superiores imaturos necrosados e traumatizados (caso 1) tinha uma história de trauma de impacto 6 anos antes da consulta inicial. Um ano após o tratamento, o ápice do incisivo central esquerdo estava rombo e fechado, e o comprimento da raiz não aumentou. O incisivo central direito não apresentava qualquer sinal de desenvolvimento radicular. Lenzi e Trope[220] relataram o tratamento endodôntico regenerativo em 2 incisivos centrais superiores imaturos, necrosados e traumatizados. O paciente tinha uma história de trauma de impacto 2,5 meses antes. Com base na severidade da imaturidade, verificaram que o incisivo central esquerdo tinha sido traumatizado muito antes do direito.

Vinte e um meses após o tratamento, o incisivo central esquerdo não apresentava qualquer sinal de desenvolvimento radicular, tendo-se formado apenas uma barreira radiopaca de tecido duro no ápice. Entretanto, o direito apresentava sinais de sucesso no tratamento e desenvolvimento radicular completo. Os autores discutiram a possibilidade de a infeção de longa data poder destruir as células capazes de regenerar a polpa. No entanto, com base em resultados bem-sucedidos de tratamentos endodônticos regenerativos em casos de periodontite apical de longa duração, concluíram que essa poderia não ser a razão.

Esta informação mostra que a história de necrose pulpar nos casos com tratamento bem sucedido não é superior a 6 meses (média: 47,8 dias), o que é muito mais curto do que 6 anos. Portanto, pode haver uma relação entre a duração da necrose pulpar e o resultado do tratamento. No entanto, esta informação mostra o tempo entre o início dos sintomas do paciente e o tratamento ou o tempo entre a lesão traumática e o tratamento. Existe a possibilidade de que a necrose pulpar ocorra antes do início dos sintomas do paciente (em casos com dor ou inchaço) ou após impactos traumáticos. Além disso, foram relatados vários casos de tratamento endodôntico regenerativo bem-sucedido, com desenvolvimento radicular continuado, nos quais a história odontológica dos pacientes não mostrava a duração da queixa principal ou o tempo aproximado da necrose pulpar antes do tratamento [203][205][212][221][224

][22 5]. Esse assunto merece mais estudos para determinar critérios de seleção de casos baseados na história odontológica do paciente.

Uma avaliação retrospetiva dos resultados radiográficos descobriu que o tratamento endodôntico regenerativo com penso antibiótico triplo aumentou a espessura da parede radicular significativamente mais do que o hidróxido de cálcio ou o formocresol [22 6]. Além disso, este estudo revelou que, nos casos desinfectados com hidróxido de cálcio, a localização radiográfica do hidróxido de cálcio no interior do espaço do canal radicular influenciou o desenvolvimento da raiz. Quando o hidróxido de cálcio foi radiograficamente limitado à metade coronal do espaço do canal radicular, o aumento da espessura da parede radicular foi maior do que quando foi colocado para além da metade coronal.

HEMORRAGIA INSUFICIENTE

Alguns autores referiram a incapacidade de induzir hemorragia [212][221][224]. Um estudo recente revelou que as células estaminais mesenquimatosas são libertadas para o espaço do canal radicular após a indução de hemorragia em dentes humanos, um fenómeno que não se verificava na ausência de coágulo sanguíneo no interior do espaço desinfectado do canal radicular[219] . Além disso, presume-se que o coágulo sanguíneo formado no interior do espaço do canal radicular após a desinfeção contém factores de crescimento derivados das plaquetas e funciona como um suporte rico em proteínas [22 7]. Um estudo em animais demonstrou que os canais radiculares com formação de um coágulo sanguíneo no seu interior após a desinfeção apresentavam melhores resultados radiográficos em comparação com aqueles sem coágulo sanguíneo[217] . Para facilitar a hemorragia após a desinfeção do canal radicular, recomenda-se a utilização de anestésicos locais sem vasoconstritores[20 8]. No entanto, é relatada a ausência de hemorragia ou hemorragia insuficiente após a utilização de anestésicos locais simples [208][221][224], o que tem demonstrado estar relacionado com o fraco desenvolvimento da raiz em alguns casos. Por outro lado, foram registados vários casos com hemorragia suficiente e ausência de desenvolvimento radicular[220][224] . Um estudo assumiu que existia a possibilidade de o coágulo sanguíneo se ter desfeito e deixado o espaço do canal radicular sem um suporte no qual o novo tecido vital pudesse crescer[220]. Além disso, existem vários relatos de tratamento endodôntico regenerativo bem-sucedido e desenvolvimento contínuo da raiz sem indução de sangramento[206][225][228]. UM relato de caso recente sugeriu o uso de plasma rico em plaquetas em vez de coágulo sanguíneo dentro do espaço do canal radicular[222]. Curiosamente, a avaliação histológica do tecido mole produzido no interior do canal revelou a presença de tecido semelhante à polpa[223]. Portanto, este assunto é controverso e deve ser mais estudado.

CALCIFICAÇÃO/OBLITERAÇÃO DO CANAL RADICULAR

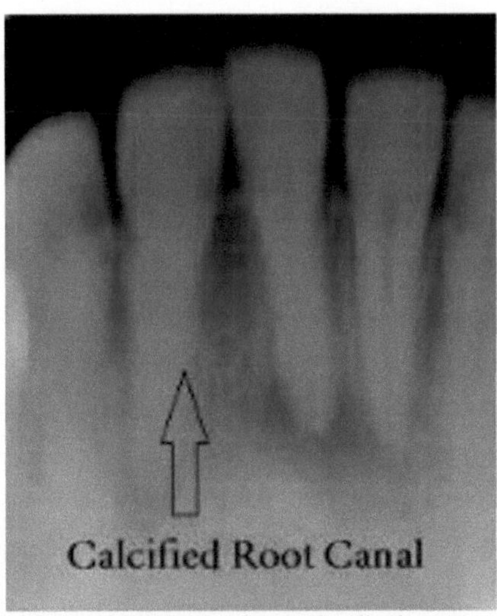

Figura 29: calcificação/obliteração do canal radicular após procedimentos regenerativos

A calcificação/obliteração do canal radicular é outro problema após o tratamento endodôntico regenerativo de dentes imaturos necróticos que é relatado em casos desinfectados com hidróxido de cálcio [209][225][228]. Num estudo de série de casos realizado por Chen et al [228], a calcificação/obliteração completa do canal radicular ocorreu em 4 de 20 casos num período médio de acompanhamento de 16 meses.

Embora se afirme que o intervalo máximo de terapia com hidróxido de cálcio foi de 4 semanas neste estudo, não há qualquer informação sobre a duração da terapia com hidróxido de cálcio em cada caso. Um estudo retrospetivo realizado por Chueh et al [22 5] em 23 dentes necróticos imaturos tratados com hidróxido de cálcio revelou a obliteração completa do canal radicular em 2 casos, 17 e 59 meses após o tratamento inicial. A duração da terapia com hidróxido de cálcio foi de 9 e 6 meses, respetivamente. Além disso, outros 21 dentes mostraram obliteração parcial do espaço do canal radicular em comparação com os dentes normais adjacentes. Num estudo realizado por Chueh e Huang[228] em 4 casos de tratamento endodôntico regenerativo, a calcificação completa do canal radicular ocorreu num caso em 34 meses (18,5 meses de terapia com hidróxido de cálcio), e um estreitamento severo do espaço do canal radicular ocorreu noutro caso em 5 anos. No entanto, houve 3 estudos de Cotti et al[229] (1 incisivo central), Cehrelim et al[7] (6 molares), e Cehreli et al[230] (2 incisivos centrais) em que o hidróxido de cálcio foi utilizado como medicamento intracanal, e não foi registada qualquer calcificação/obliteração do canal radicular. A duração da terapia com hidróxido de cálcio nestes 3 estudos foi de 2, 3 e 3 semanas, respetivamente, o que foi muito mais curto do que o mesmo período nos estudos acima mencionados. Além disso, Cehreli et al acompanharam os seus casos durante 9-10 meses. A calcificação/obliteração completa do canal radicular ocorreu, pelo menos, numa média de 16 meses após o tratamento inicial nos estudos supramencionados. Por conseguinte, o período de acompanhamento do estudo de Cehreli et al[221] pode não ser suficiente para uma conclusão a este respeito.

Por outro lado, não há relato de calcificação/obliteração completa do canal radicular em casos desinfetados com pasta antibiótica tripla. Embora a calcificação/obliteração completa do canal radicular não seja mencionada como uma falha em casos que foram submetidos a tratamento endodôntico regenerativo, ela pode causar sérios desafios caso o dente envolvido precise de terapia de canal. Existem outras questões que devem ser abordadas. Não foram realizados ensaios clínicos randomizados comparando o sucesso a longo prazo deste novo tratamento com os tradicionais, especialmente as técnicas de obturação apical com MTA. Além disso, os critérios de seleção de casos e os critérios de sucesso/fracasso não foram determinados. Além disso, existe um estudo que relata a continuação dos sintomas após o procedimento de desinfeção com NaOCl 5,25% e penso antibiótico triplo (2 pacientes em 12), o que provocou alterações no planeamento do tratamento .[221]

PRIORIDADES DE INVESTIGAÇÃO PARA O DESENVOLVIMENTO DE TÉCNICAS ENDODÔNTICAS REGENERATIVAS

O que se segue representa um quadro inicial para identificar as principais prioridades de investigação no desenvolvimento de técnicas endodônticas regenerativas. Não estão listadas por ordem de prioridade, mas sim na sequência aproximada em que podem ser aplicadas num caso particular.

- Métodos melhorados para desinfetar e modelar sistemas de canais radiculares

A abordagem mais simples para a regeneração do tecido pulpar seria o recrescimento da polpa sobre o tecido pulpar remanescente. No entanto, as tentativas de regenerar o tecido pulpar em condições de inflamação ou necrose parcial revelaram-se infrutíferas [231], e é geralmente reconhecido que o prognóstico a longo prazo do capeamento pulpar direto de tecido infetado é pobre e não é recomendado[232] . Na presença de infeção, as células estaminais da polpa que sobrevivem parecem ser incapazes de mineralizar e depositar uma ponte de dentina terciária. Portanto, a maioria das evidências disponíveis sugere que a polpa dentária necrótica e infetada não cicatriza.

Por conseguinte, num futuro previsível, será necessário desinfetar os sistemas de canais radiculares e remover os tecidos duros e moles infectados antes de utilizar tratamentos endodônticos regenerativos.

A literatura não contém nenhum ou poucos relatórios sobre a ligação e adesão das células estaminais da polpa à dentina do canal radicular. Um de nós (P.M.) completou várias investigações não publicadas sobre as interações entre as células estaminais periodontais e a superfície da dentina. Os nossos resultados iniciais não publicados mostram que relativamente poucas células estaminais periodontais se ligam e crescem naturalmente em sistemas de canais radiculares limpos e modelados, como se pode ver na Figura 30, e ainda menos células se ligam a uma camada de esfregaço de dentina. Para se fixarem e aderirem com sucesso à dentina do canal radicular, as células estaminais devem ser suportadas por um suporte de polímero ou hidrogel.

WD
19.6 mm
Mag
2000x
Spot
5.0
HV
30.0 kV
VacMode
Low vacuum

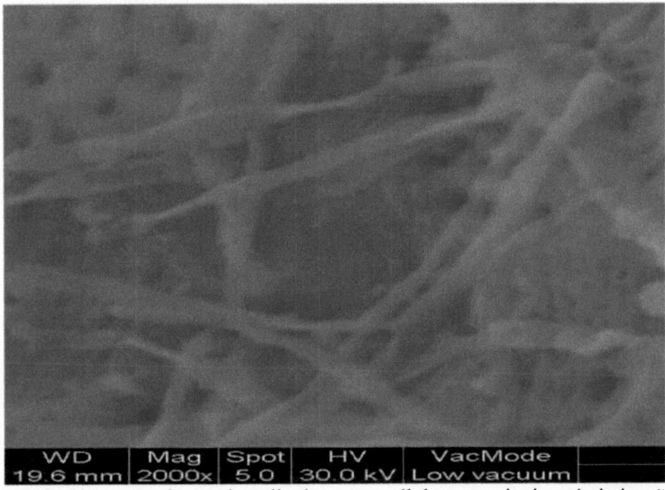

Figura 30: Obturação de canais radiculares por células estaminais após irrigação da dentina radicular com NaOCl a 6% e EDTA a 17%. As células estaminais periodontais foram semeadas na matriz de dentina durante 1 semana numa incubadora de cultura de tecidos na ausência de um suporte. Este tratamento imita a utilização de células da mucosa oral para substituição do tecido pulpar após limpeza e moldagem.

Além disso, observou-se que as células estaminais da polpa, as células estaminais periodontais e os fibroblastos não aderem e não crescem em sistemas de canais radiculares infectados; a presença de infeção torna o tratamento infrutífero (observações não publicadas). Isto indica que, para que a endodontia regenerativa seja bem-sucedida, a desinfeção dos sistemas de canais radiculares necróticos deve ser realizada de forma a não impedir a cicatrização e a integração da polpa de engenharia de tecidos com as paredes do canal radicular. Para além disso, a inclusão de uma pequena quantidade local de antibióticos poderá ter de ser considerada no desenvolvimento destas estruturas biodegradáveis.

Um número substancial de espécies bacterianas foi identificado como habitantes da cavidade oral. No entanto, devido às interações bacterianas, à disponibilidade de nutrientes e aos baixos potenciais de oxigénio nos sistemas de canais radiculares, o número de espécies bacterianas presentes nas infecções endodônticas é restrito[233]. Estas condições selectivas levam à predominância de microrganismos facultativos e estritamente anaeróbios que sobrevivem e se multiplicam, causando infecções que estimulam a reabsorção óssea local [234]. A desinfeção é um dos principais objectivos da preparação do canal radicular.

Uma desinfeção completa remove os microrganismos, permite uma melhor adaptação dos materiais de obturação e melhora a ação dos medicamentos intracanais. A escolha de um irrigante é de grande importância, porque o irrigante actua como um lubrificante durante a instrumentação, elimina detritos e microrganismos do canal e reage com a polpa, tecidos necróticos e microrganismos e seus subprodutos. O hipoclorito de sódio tem sido amplamente utilizado durante várias décadas para este fim [235]. As suas excelentes propriedades de dissolução tecidular e atividade antimicrobiana fazem dele o irrigante de eleição para o tratamento de dentes com necrose pulpar, apesar de ter várias caraterísticas indesejáveis, como a toxicidade tecidular em altas concentrações, entre outras [236][237]. Além disso, o hipoclorito de sódio não limpa totalmente as superfícies dos sistemas de canais radiculares [238]. O gluconato de clorexidina tem sido estudado pelas suas diversas propriedades, atividade antimicrobiana [239] e biocompatibilidade [240], com o objetivo de o avaliar como uma alternativa ao hipoclorito de sódio [241][242]. A desinfeção de bactérias é importante do ponto de vista clínico, principalmente o Enterococcus faecalis, pois tem sido isolado de sistemas de canais radiculares infectados e aparece com maior frequência em casos de tratamentos endodônticos repetidos [243][244].

A endodontia regenerativa beneficiaria de uma nova geração de irrigantes que são tão eficazes como os irrigantes actuais, mas que não são perigosos para os tecidos dos pacientes. Uma dessas soluções de irrigação em desenvolvimento é baseada num extrato de planta por nós (P.M.), o que sugere que existem muitos compostos naturais [245] capazes de limpar e desinfetar os sistemas de canais radiculares, com um risco muito reduzido de toxicidade para os tecidos. Esta é uma área importante de investigação, porque o desenvolvimento do desinfetante, irrigante e agente quelante ideal beneficiaria os pacientes e a profissão.

- Remoção da camada de esfregaço

A presença de uma smear layer nas paredes dos canais radiculares pode inibir a aderência das células estaminais pulpares implantadas, causando potencialmente o fracasso do tratamento endodôntico regenerativo. Parece ser necessário melhorar os métodos de remoção da smear layer das paredes do canal radicular para ajudar a promover o sucesso da endodontia regenerativa. A smear layer é uma camada de 1 a 5 mm de espessura [246] de detritos de corte desnaturados produzidos em superfícies cavitárias instrumentadas, e é composta por dentina, processos odontoblásticos, contaminantes inorgânicos não específicos e microrganismos[247][248] . A remoção da smear layer das paredes dos canais radiculares instrumentados está a tornar-se menos controversa na prática clínica[249] . A sua remoção proporciona uma melhor vedação do material de obturação endodôntica à dentina e evita a fuga de microrganismos para os tecidos orais[250] . São utilizados agentes quelantes químicos para remover a smear layer das paredes dos canais radiculares, mais frequentemente uma solução a 17% de ácido etilenodiamino tetra-acético (EDTA), que é aplicada como lavagem final[251] . Foram investigadas várias outras soluções para remover a smear layer, incluindo a doxiciclina, um congénere da tetraciclina[252] ; o ácido cítrico [253]; e, mais recentemente, o MTAD [254].

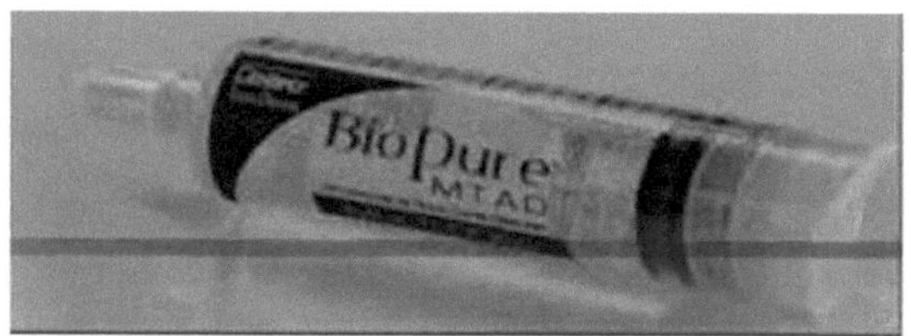

Figura 31: BioPure MTAD

O MTAD é uma solução aquosa de 3% de doxiciclina, 4,25% de ácido cítrico e 0,5% de detergente polissorbato 80[255]. Este irrigante intracanal biocompatível [256] está disponível comercialmente como um conjunto de duas partes que é misturado a pedido (BioPure MTAD, DentsplyTulsa, Tulsa, OK). Neste produto, é utilizado o hiclato de doxiciclina em vez da sua base livre, a doxiciclina mono-hidratada, para aumentar a solubilidade em água deste antibiótico de largo espetro[257]. Foi relatado que o MTAD é eficaz na remoção de camadas de esfregaço endodôntico [258], eliminando micróbios resistentes aos irrigantes e pensos endodônticos convencionais [259], e proporcionando uma atividade antimicrobiana sustentada através da afinidade da doxiciclina para se ligar aos tecidos duros dentários [260][261]. No entanto, a sua interação com o tecido pulpar em regeneração é desconhecida.

- Engenharia de um tecido pulpar funcional

O sucesso da terapia endodôntica regenerativa depende da capacidade dos investigadores de criar uma técnica que permita aos clínicos criar um tecido pulpar funcional dentro de sistemas de canais radiculares limpos e modelados. A fonte de tecido pulpar pode ser a revascularização do canal radicular, que envolve o alargamento do ápice do dente para cerca de 1 a 2 mm para permitir a hemorragia nos canais radiculares e a geração de tecido vital que parece ser capaz de formar tecido duro em determinadas condições; a terapia com células estaminais, que envolve a administração de células estaminais autólogas ou alogénicas nos canais radiculares; ou a implantação de polpa, que envolve a implantação cirúrgica de tecido pulpar sintético cultivado em laboratório.

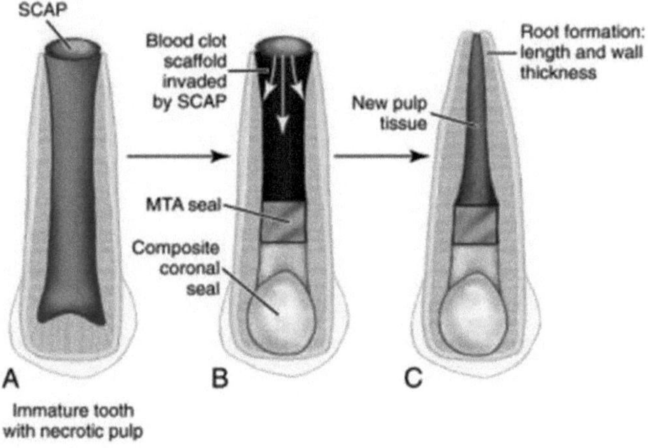

Figura 32: resumo do processo de revascularização

Cada uma destas técnicas de regeneração do tecido pulpar terá vantagens e limitações que ainda terão de ser definidas através da ciência básica e da investigação clínica.

- Realização de procedimentos endodônticos regenerativos

Idealmente, a aplicação de procedimentos endodônticos regenerativos deve ser clinicamente mais eficaz do que os tratamentos actuais. O método de aplicação deve também ser eficiente, económico e isento de riscos para a saúde ou efeitos secundários para os pacientes. Uma fonte celular promissora para os procedimentos endodônticos regenerativos são as células estaminais autógenas da mucosa oral. As células da mucosa oral são facilmente acessíveis como fonte de células orais, o que evita o problema de os doentes terem de armazenar sangue do cordão umbilical ou terceiros molares imediatamente após a extração. Evita também a necessidade de biopsias ósseas. As células da mucosa oral podem ser mantidas utilizando cultura de células in vitro com antibióticos para eliminar a infeção [262]. As células podem então ser semeadas nos 1 a 3 mm apicais de uma estrutura de engenharia de tecidos, com os restantes 15 mm coronais contendo uma estrutura acelular que suporta o crescimento celular e a vascularização. Esta construção de tecido pode envolver uma pasta injetável de [hidrogel_cells_X (factores de crescimento, etc.)] ou [hidrogel _ X (factores de crescimento, etc.)], pelo que este método de duas camadas seria bastante fácil de realizar. Além disso, ao semear células apenas na região apical, reduz-se a necessidade de um grande número de células derivadas do hospedeiro. Em vez disso, a maior parte da proliferação celular ocorreria naturalmente no doente. Este facto reduziria a necessidade de cultivar grandes quantidades de células em laboratório. Ambos os métodos de entrega reduzem a necessidade de uma população de células estaminais autógenas da polpa que não estará prontamente disponível para os endodontistas, porque os dentes que requerem tratamento estão presumivelmente infectados e necróticos. Este método de administração proposto ajudaria a evitar os potenciais problemas imunitários e de infeção que envolvem a utilização de uma linha de células estaminais alogénicas da polpa.

Uma vez implantada uma polpa com engenharia de tecidos, não é ético remover os tecidos funcionais para efetuar uma análise histológica. Por conseguinte, não será possível investigar histologicamente o funcionamento das células odontoblastóides mineralizantes ou a inervação nervosa. Os clínicos terão de confiar nos testes não invasivos atualmente utilizados, como a fluxometria sanguínea por laser Doppler nos dentes; testes pulpares envolvendo calor [263], frio e eletricidade [264]; e ausência de sinais ou sintomas. A ressonância magnética (RM) tem demonstrado potencial para distinguir entre polpas dentárias vitais e não vitais[265] , mas os aparelhos de RM são muito caros e o seu preço tem de ser muito reduzido para se generalizar. O resultado clínico ideal é um dente não sintomático que nunca necessita de retratamento, mas os métodos de avaliação da vitalidade não subjectivos são essenciais para validar que as técnicas endodônticas regenerativas são verdadeiramente eficazes.

CONCLUSÃO

Entrámos numa nova era na regeneração das estruturas orofaciais, em que o reforço molecular por materiais osteoindutores e terapias baseadas em células estaminais pode ser utilizado para melhorar e acelerar os resultados clínicos. As actuais áreas de investigação ativa da terapia baseada em células estaminais em medicina dentária centram-se na engenharia de tecidos e em abordagens de enxertos celulares em cadeira que podem resultar em resultados regenerativos mais previsíveis no futuro. É necessária uma investigação básica e translacional mais intensiva e devem ser realizados ensaios clínicos controlados e aleatórios de longa duração para fazer avançar o campo utilizando provas científicas que possam, em última análise, oferecer benefícios a longo prazo aos doentes.

As respostas imunitárias locais das células hospedeiras contra os materiais de enxerto são altamente relevantes na engenharia de tecidos e na medicina regenerativa. Acreditamos que uma compreensão completa dos processos biológicos, tanto do lado do dador como do recetor, durante a regeneração óssea é crucial para conceber estratégias clínicas novas e mais eficazes para a regeneração óssea baseada em células estaminais. Além disso, a função imunomoduladora das MSCs, recentemente observada, pode ser aplicável a estratégias de supressão da resposta imunitária local durante o transplante, de modo a obter uma regeneração óptima dos tecidos. Apesar de se saber muito sobre os mecanismos da inflamação e da regeneração, a maioria dos estudos falha devido ao facto de haver uma tendência para considerar estas entidades separadamente e não em conjunto. Os estudos futuros devem concentrar-se em ambos ao mesmo tempo, uma vez que ambos ocorrem, um passo de cada vez (contínuo até ocorrer a reparação).

A taxa de sucesso da endodontia regenerativa, com o seu prognóstico a longo prazo, tem de ser avaliada e melhorada antes de poder substituir o tratamento convencional dos canais radiculares e as restaurações. Apesar dos esforços direcionados para lidar com as várias complexidades associadas à regeneração dos tecidos, este campo ainda está, em grande parte, na sua infância. O sucesso da endodontia regenerativa dependerá da proximidade das equipas multidisciplinares de clínicos, engenheiros, cientistas e técnicos, cada um contribuindo com a sua própria área de especialização para expandir a investigação. Existe uma grande necessidade de traduzir a investigação pré-clínica em realidades clínicas. Embora ainda haja um longo caminho a percorrer, uma vez libertado o potencial da endodontia regenerativa, esta terá imensas vantagens e benefícios clínicos para os milhões de pacientes no domínio da medicina dentária.

REFERÊNCIAS

1. Histologia oral de Ten cate: desenvolvimento, estrutura e função
2. Manual de polpa dentária de Seltzer e Bender
3. Caminhos da polpa: Stephen Cohen e Richard Burns: sexta edição
4. Trope M. Potencial regenerativo da polpa dentária. J Endod 2008;34: S13-7.
5. Sedgley CM, Botero TM. Células estaminais dentárias e suas fontes. Dent Clin North Am 2012;56:549-
6 1.
6. Livro de Texto de Endodontia de Nisha Garg: 3rd edition.
7. Raguse JD, Gath HJ. Um substituto dérmico metabolicamente ativo (Dermagraft) para vestibuloplastia. J Oral Rehabil 2005;32:337- 40.
8. Song SU, Cha YD, Han JU, et al. Hyaline cartilage regeneration using mixed human chondrocytes and transforming growth fator-beta1-producing chondrocytes. TissueEngl 2005;11:1516 -26.
9. Smith AG. Embryo-derived stem cells: of mice and men. Annu Rev Cell Dev Biol2001;17:435-
6 2.
10. Rao MS. Stem sense: uma proposta para a classificação das células estaminais. Stem Cells Dev2004;13:452- 5.
11. Fortier LA. Stem cells: classifications, controversies, and clinical applications (Células estaminais: classificações, controvérsias e aplicações clínicas). VetSurg 2005;34:415-23.
12. Menasche P. The potential of embryonic stem cells to treat heart disease. Curr OpinMol Ther 2005;7:293-9.
13. Martin-Rendon E, Watt SM. Exploração da plasticidade das células estaminais. Transfus Med2003;13:325- 49.
14. Gardner RL. Stem cells: potency, plasticity and public perception (Células estaminais: potência, plasticidade e perceção pública). J Anat 2002;200(Pt 3):277- 82.
15. Kenny AB, Hitzig WH. Transplante de medula óssea para a doença de

imunodeficiência combinada grave. Relatórios de 1968 a 1977. Eur J Pediatr 1979;131:155-77.

16. Barrett J, McCarthy D. Bone marrow transplantation for genetic disorders (Transplante de medula óssea para doenças genéticas). BloodRev 1990;4:116 - 31.
17. Gimble J, Guilak F. Adipose-derived adult stem cells: isolation, characterization and differentiation potential (Células estaminais adultas derivadas do tecido adiposo: isolamento, caraterização e potencial de diferenciação). Cytotherapy 2003;5:362-9.
18. Tsukamoto Y, Fukutani S, Shin-Ike T, et al. Formação de nódulos mineralizados por culturas de fibroblastos derivados da polpa dentária humana. Arch Oral Biol 1992;37:1045-55.
19. Ligon BL, Weller TH. Prémio Nobel e pioneiro da investigação em poliomielite, vírus varicela-zoster, citomegalovírus, rubéola e outras doenças infecciosas. SeminPediatr Infect Dis 2002;13:55- 63.
20. Thomson JA, Itskovitz-Eldor J, Shapiro SS, et al. Linhas de células estaminais embrionárias derivadas de blastocistos humanos. Science 1998;282:1145-7. Erratum in: Science1998;282:1827
21. Shamblott MJ, Axelman J, Wang S, et al. Derivação de células estaminais pluripotentes a partir de células germinativas primordiais humanas em cultura. Proc Natl Acad Sci USA 1998;95:13726 -31.Erratum in: Proc Natl Acad Sci USA 1999;96:1162
22. Young CS, Terada S, Vacanti JP, Honda M, Bartlett JD, Yelick PC. Engenharia de tecidos de estruturas dentárias complexas em suportes de polímeros biodegradáveis. J Dent Res2002;81:695-700.
23. Badorff C, Dimmeler S Neovascularization and cardiac repair by bone marrow derived stem cells (Neovascularização e reparação cardíaca por células estaminais derivadas da medula óssea). Handbook Exp Pharmacol 2006;283-98.
24. Guenin LM. A failed noncomplicity scheme. Stem Cells Dev 2004; 13:456 -

9.
25. Mizuno H, Hyakusoku H. Potencial mesangénico e perspetiva clínica futura das células lipoaspiradas humanas processadas. J Nippon Med Sch 2003;70:300-6.
26. Seo BM, Miura M, Sonoyama W, Coppe C, Stanyon R, Shi S. Recuperação de células estaminais do ligamento periodontal criopreservado. J Dent Res 2005;84:907-12.
27. Korbling M, Robinson S, Estrov Z, Champlin R, Shpall E. Umbilical cord blood derived cells for tissue repair (Células derivadas do sangue do cordão umbilical para reparação de tecidos). Cytotherapy 2005;7:258-61.
28. Zuk PA, Zhu M, Mizuno H, et al. Multi lineage cells from human adipose tissue: implications for cell-based therapies. Tissue Engl 2001;7:211-28.
29. Safford KM, Hicok KC, Safford SD, et al. Neurogenic differentiation of murine and human adipose-derived stromal cells. Biochem Biophys Res Commun 2002;294:371-9.
30. Le Blanc K, Ringden O. Immunobiology of human mesenchymal stem cells and future use in hematopoietic stem cell transplantation (Imunobiologia das células estaminais mesenquimais humanas e utilização futura no transplante de células estaminais hematopoiéticas). Biol Blood Marrow Transplant2005;11:321-34.
31. Taylor PL. The gap between law and ethics in human embryonic stem cell research: overcoming the effect of U.S. federal policy on research advances and public benefit. Sci Engl Ethics 2005;11:589-616.
32. Bello YM, Falabella AF, Eaglstein WH. Pele com engenharia de tecidos. Situação atual na cicatrização de feridas. Am J Clin Dermatol 2001;2:305-13.
33. Gronthos S, Brahim J, Li W, et al. Propriedades das células estaminais da polpa dentária humana. J Dent Res 2002;81:531-5.
34. Shi S, Gronthos S. Nicho perivascular de células estaminais mesenquimais pós-natais na medula óssea humana e na polpa dentária. J Bone Miner Res 2003;18:696 -704.
35. Nakashima M, Iohara K, Ishikawa M, et al. Estimulação da formação de dentina reparadora por terapia genética ex vivo utilizando células estaminais da polpa

dentária electro-transfectadas com o fator de crescimento/diferenciação 11 (Gdfl1). Hum Gene Ther 2004;15:1045-53.

36. Tecles O, Laurent P, Zygouritsas S, Burger AS, Camps J, Dejou J, About I. Ativação de células progenitoras/estaminais da polpa dentária humana em resposta à lesão de odontoblastos. ArchOral Biol 2005;50:103- 8.
37. Pettengell R. Autologous stem cell transplantation in follicular non-Hodgkin's lymphoma. Bone Marrow Transplant 2002;29(Suppl 1):S1- 4.
38. Amin M, Fergusson D, Aziz A, Wilson K, Coyle D, Hebert P. The cost of allogeneic red blood cells: a systematic review. Transfus Med 2003;13:275- 85.
39. Murphy WJ, Blazar BR. New strategies for preventing graft-versus-host disease. CurrOpin Immunol 1999;11:509 -15.
40. Leeton J, Caro C, Howlett D, Harman J. The search for donor eggs: a problem of supply and demand. Clin Reprod Fertil 1986;4:337- 40.
41. Cameron NM. Research ethics, science policy, and four contexts for the stem cell debate. J Investig Med 2006;54:38-42.
42. Hu D, Helms J. Cultura de órgãos de primórdios craniofaciais. Methods 2001;24:49 54.
43. Slifkin M, Doron S, Snydman DR. Viral prophylaxis in organ transplant patients. Drugs 2004;64:2763-92.
44. Young CS, Terada S, Vacanti JP, Honda M, Bartlett JD, Yelick PC. Engenharia de tecidos de estruturas dentárias complexas em suportes de polímeros biodegradáveis. J Dent Res2002;81:695-700.
45. Duailibi MT, Duailibi SE, Young CS, Bartlett JD, Vacanti JP, Yelick PC. Bioengineered teeth from cultured rat tooth bud cells. J Dent Res 2004;83:523-8.
46. Chang Y, Chen SC, Wei HJ, et al. Regeneração tecidular observada num pericárdio bovino acelular poroso utilizado para reparar um defeito miocárdico no ventrículo direito de um modelo de rato. J Thorac Cardiovasc Surg 2005;130:705-11
47. Murray PE, Garcia-Godoy F. Respostas das células estaminais na regeneração dos dentes. Stem Cells Dev 2004;13:255- 62.

48. Laino G, Graziano A, d'Aquino R, et al. Uma fonte acessível de células estaminais adultas humanas para a engenharia de tecidos duros. J Cell Physiol 2006;206:693-701.

49. Miura M, Gronthos S, Zhao M, Lu B, Fisher LW, Robey PG, Shi S. SHED: células estaminais de dentes decíduos esfoliados humanos. Proc Natl Acad Sci USA 2003;100:5807-12.

50. Shi S, Bartold PM, Miura M, Seo BM, Robey PG, Gronthos S. A eficácia das células estaminais mesenquimais na regeneração e reparação de estruturas dentárias. Orthod Craniofac Res 2005;8:191-9.

51. Kitasako Y, Shibata S, Pereira PN, Tagami J. Ponte de dentina a curto prazo de polpas mecanicamente expostas cobertas com sistemas de resina adesiva. Oper Dent 2000;25:155- 62.

52. Murray PE, About I, Lumley PJ, Franquin J-C, Remusat M, Smith AJ. Espessura da dentina remanescente da cavidade e atividade pulpar. Am J Dent 2002;15:41- 46.

53. Murray PE, Hafez AA, Smith AJ, Windsor LJ, Cox CF. Análise histomorfométrica do número de células odontoblastóides e da atividade secretora da ponte de dentina após a exposição da polpa. Int Endod J 2003;36:106 -16.

54. Murray PE, Lumley PJ, Ross HF, Smith AJ. Cultura de órgãos em fatias de dentes para avaliação da citotoxicidade de materiais dentários. Biomat 2000;21:1711-1721.

55. Hohl E. Beitrag zur Histologie der Pulpa und des Dentins. Archives Anatomic Physiologie 1896;32:31-54 [em alemão].

56. Feit J, Metelova M, Sindelka Z. Incorporação de timidina 3H na polpa danificada de incisivos ratos. J Dent Res 1970;49:783- 6.

57. Fitzgerald M. Mecânica celular da reparação de pontes de dentina utilizando 3H-timidina. J DentRes 1979;58(Spec Iss D):2198 -206.

58. Fitzgerald M, Chiego DJ Jr, Heys DR. Análise auto-radiográfica da substituição de odontoblastos após exposição pulpar em dentes de primatas. Arch Oral Biol 1990;35:707-15.

59. Ruch JV. Distribuição padronizada de células dentárias em diferenciação: factos e hipóteses. J Biol Buccale 1990;18:91- 8.
60. Ruch JV, Lesot H, Karcher-Djuricic V, Meyer JM, Olivie M. Factos e hipóteses sobre o controlo e a diferenciação. Differentiation 1982;21:7-12.
61. Yamamura T. Diferenciação de células pulpares e influências indutivas de várias matrizes com referências à cicatrização de feridas pulpares. J Dent Res 1985;64(SpecIss):530-40.
62. Goldberg M, Lasfargues JJ. O complexo pulpo-dentinário revisitado. J Dent Res1995;23:15-20.
63. Poulsom R, Alison MR, Forbes SJ, Wright NA. Plasticidade das células estaminais adultas. J Pathol.2002;197:441-56.
64. Gajkowska A, Oldak T, Jastrzewska M, et al. Flow cytometric enumeration ofCD34_ hematopoietic stem and progenitor cells in leukapheresis product and bone marrow for clinical transplantation: a comparison of three methods. FoliaHistochem Cytobiol 2006;44:53 - 60.
65. Shi S, Gronthos S. Nicho perivascular de células estaminais mesenquimais pós-natais na medula óssea humana e na polpa dentária. J Bone Miner Res 200;18:696 -704.
66. Liu J, Jin T, Ritchie HH, Smith AJ, Clarkson BH. Diferenciação e mineralização in vitro de células da polpa dentária humana induzidas por extrato de dentina. In Vitro Cell Dev BiolAnim 2005;41:232- 8.
67. Bohl KS, Shon J, Rutherford B, et al. Papel da matriz extracelular sintética no desenvolvimento da polpa dentária projectada. J Biomater Sci Polym Ed1998;9:749-64.
68. Banchs F, Trope M. Revascularização de dentes permanentes imaturos com periodontite apical: novo protocolo de tratamento? J Endod 2004;30:196-200.
69. Torabinejad M, Turman M. Revitalização de dente com polpa necrótica e ápice aberto usando plasma rico em plaquetas: um relato de caso. J Endod 2011;37:265-8.
70. Gotlieb EL, Murray PE, Namerow KN, et al. Uma investigação ultra-estrutural de construções pulpares de engenharia de tecidos implantadas em dentes

tratados endodonticamente. J Am Dent Assoc 2008;139:457-65.

71. Chandrahasa S, Murray PE, Namerow KN. Proliferação de polpa dentária humana madura *ex vivo* utilizando suportes de engenharia de tecidos. J Endod 2011;37:1236-9.
72. Galler KM, Hartgerink JD, Cavender AC, et al. Um hidrogel peptídico de auto-montagem personalizado para engenharia de tecidos de polpa dentária. Tissue Eng Part A2012;18:176-84.
73. Schopper C, Ziya-Ghazvini F, Goriwoda W, et al. A composição HA/TCP de um biomaterial de CaP poroso melhora a formação óssea e a degradação da estrutura: um estudo histológico a longo prazo. J Biomed Mater Res B Appl Biomater 2005;74:458-67.
74. Sachlos E, Czernuszka JT. Fazendo com que os andaimes de engenharia de tecidos funcionem. Revisão: a aplicação da tecnologia de fabrico de formas livres sólidas à produção de andaimes de engenharia de tecidos. Eur Cell Mater 2003;30:29 -39.
75. Freed LE, Vunjak-Novakovic G, Biron RJ, et al. Biodegradable polymer scaffolds for tissue engineering. Biotechnology 1994;12:689 -93.
76. Murray PE, Garcia-Godoy F, Hargreaves KM. Endodontia regenerativa: uma revisão do estado atual e um apelo à ação. J Endod 2007;33:377-90.
77. Nakashima M. Bone morphogenetic proteins in dentin regeneration for potential use in endodontic therapy. Cytokine Growth Fator Rev 2005;16:369-76.
78. Chan CP, Lan WH, Chang MC, et al. Efeitos do TGF-beta no crescimento, síntese de colagénio e contração da rede de colagénio dos fibroblastos da polpa dentária humana *in vitro.* Arch Oral Biol 2005;50:469-79.
79. Ishimatsu H, Kitamura C, Morotomi T, et al. Formação de uma ponte dentinária na superfície da polpa dentária regenerada em defeitos de dentina através da libertação controlada do fator de crescimento de fibroblastos-2 a partir de hidrogéis de gelatina. J Endod 2009;35:858-65.
80. Smith AJ, Scheven BA, Takahashi Y, et al. Dentina como uma matriz extracelular bioactiva. Arch Oral Biol 2012;57:109-21.

81. Sun HH, Jin T, Yu Q, et al. Abordagens biológicas para a regeneração da polpa dentária através da engenharia de tecidos. J Tissue Eng Regen Med 2011;5:e1-16.
82. Roberts-Clark DJ, Smith AJ. Factores de crescimento angiogénico na matriz de dentina humana. Arch Oral Biol 2000;45:1013- 6.
83. Smith AJ, Matthews JB, Hall RC. Transforming growth fator-beta1 (TGF-beta1) na matriz dentinária: ativação do ligando e expressão do recetor. Eur J Oral Sci 1998; 106(Suppl 1):179-84.
84. Smith AJ, Murray PE, Sloan AJ, Matthews JB, Zhao S. Estimulação transdentinária da dentinogénese terciária. Adv Dent Res 2001;15:51- 4.
85. Aberg T, Wozney J, Thesleff I. Expression patterns of bone morphogenetic proteins (Bmps) in the developing mouse tooth suggest roles in morphogenesis and cell differentiation. Dev Dyn 1997;210:383-96.
86. Nakashima M, Reddi AH. A aplicação de proteínas morfogenéticas ósseas à engenharia de tecidos dentários. Nat Biotechnol 2003;21:1025-32.
87. Nakashima M, Nagasawa H, Yamada Y, Reddi AH. Papel regulador do fator de crescimento transformador-beta, da proteína morfogenética óssea-2 e da proteína-4 na expressão genética das proteínas da matriz extracelular e na diferenciação das células da polpa dentária. Dev Biol 1994;162:18 -28.
88. Saito T, Ogawa M, Hata Y, Bessho K. Efeito de aceleração da proteína morfogenética óssea recombinante humana-2 na diferenciação de células da polpa humana em odontoblastos. J Endod 2004;30:205- 8.
89. Iohara K, Nakashima M, Ito M, Ishikawa M, Nakasima A, Akamine A. Regeneração da dentina através da terapia com células estaminais da polpa dentária com proteína morfogenética óssea humana recombinante 2. J Dent Res 2004;83:590 -5.
90. Sloan AJ, Smith AJ. Estimulação do complexo dentina-polpa dos dentes incisivos de rato pelo fator de crescimento transformador beta isoformas 1-3 in vitro. Arch Oral Biol 1999; 44:149 -56.
91. Sloan AJ, Rutherford RB, Smith AJ. Estimulação do complexo dentina-polpa de rato pela proteína morfogenética óssea-7 in vitro. Arch Oral Biol

2000;45:173-7.

92. Nakashima M. Indução da formação de dentina em polpa amputada de canino por proteínas morfogenéticas ósseas humanas recombinantes (BMP)-2 e -4. J Dent Res 1994; 73:1515-22.

93. Nakashima M. Indução de dentina em polpa amputada de cães por proteínas morfogenéticas ósseas humanas recombinantes-2 e -4 com matriz de colagénio. Arch Oral Biol 1994;39:1085-9.

94. Six N, Decup F, Lasfargues JJ, Salih E, Goldberg M. Proteínas osteogénicas (sialoproteína óssea e proteína morfogenética óssea-7) e mineralização da polpa dentária. J Mater Sci Mater Med 2002;13:225-32.

95. Lovschall H, Fejerskov O, Flyvbjerg A. Capeamento pulpar com fator de crescimento semelhante à insulina humana recombinante I (rhIGF-I) em molares de ratos. Adv Dent Res 2001;15:108 -12.

96. Langer R, Vacanti JP. Engenharia de tecidos. Science 1993;260:920-6.

97. Egusa H, Sonoyama W, Nishimura M, et al. Células estaminais em medicina dentária: parte I - fontes de células estaminais. J Prosthodont Res 2012;56:151-65.

98. Huang GT, Gronthos S, Shi S. Células estaminais mesenquimais derivadas de tecidos dentários e de outras fontes: a sua biologia e papel na medicina regenerativa.J Dent Res 2009;88:792-806.

99. Huang GT, Sonoyama W, Liu Y, et al. O tesouro escondido na papila apical: o papel potencial na regeneração da polpa/dentina e na engenharia biorootécnica. J Endod 2008;34:645-51.

100. Sonoyama W, Liu Y, Fang D, et al. Regeneração dentária funcional mediada por células estaminais mesenquimais em suínos. PLoS ONE 2006;1:e79.

101. Mao JJ, Robey PG, Prockop DJ. Células estaminais no rosto: regeneração dentária e mais além. Célula-tronco celular 2012;11:291-301.

102. Tziafas D, Kodonas K. Potencial de diferenciação das células progenitoras da papila dentária, da polpa dentária e da papila apical. J Endod 2010;36:781-9.

103. Nakashima M, Akamine A. A aplicação da engenharia de tecidos à regeneração da polpa e da dentina em endodontia. J Endod 2005;31:711-8.

104. Alongi DJ, Yamaza T, Song Y, et al. As células estaminais/progenitoras da polpa dentária humana inflamada mantêm o potencial de regeneração dos tecidos. Regen Med 2010;5:617-31.

105. Liao J, Al Shahrani M, Al-Habib M, Tanaka T, Huang GT. As células isoladas do tecido periapical inflamado expressam marcadores de células estaminais mesenquimais e são altamente osteogénicas. J Endod 2011;37:1217-24.

106. Lovelace TW, Henry MA, Hargreaves KM, Diogenes A. Avaliação da entrega de células estaminais mesenquimais no espaço do canal radicular de dentes imaturos necróticos após procedimento endodôntico regenerativo clínico. J Endod 2011;37:133-8.

107. Wei X, Ling J, Wu L, et al. Expressão de marcadores de mineralização em células da polpa dentária.J Endod 2007;33:703-8.

108. Li L, Zhu YQ, Jiang L, et al. A hipóxia promove a mineralização das células da polpa dentária humana. J Endod 2011;37:799-802.

109. Huang GT, Shagramanova K, Chan SW. Formação de células semelhantes a odontoblastos a partir de células de cultura de polpa dentária humana sobre dentina in vitro. J Endod 2006;32:1066-73.

110. Sun HH, Jin T, Yu Q, Chen FM. Abordagens biológicas para a regeneração da polpa dentária através da engenharia de tecidos. J Tissue Eng Regen Med 2011;5:el -16.

111. Galler KM, D'Souza RN, Federlin M, et al. O condicionamento da dentina codetermina o destino das células na endodontia regenerativa. J Endod 2011;37:1536-41.

112. Prescott RS, Alsanea R, Fayad MI, et al. Geração in vivo de tecido semelhante à polpa dentária utilizando células estaminais da polpa dentária, um suporte de colagénio e a proteína 1 da matriz dentinária após transplante subcutâneo em ratos. J Endod 2008;34:421-6.

113. Kim SG, Zhou J, Solomon C, et al. Efeitos dos factores de crescimento

nas células estaminais/progenitoras dentárias. Dent Clin North Am 2012;56:563-75.

114. Discher DE, Mooney DJ, Zandstra PW. Growth factors, matrices, and forces combine and control stem cells. Science 2009;324:1673-7.

115. Wei X, Liu L, Zhou X, et al. O efeito da fosfoglicoproteína extracelular da matriz e a sua expressão genética relacionada com a osteogénese a jusante na proliferação e diferenciação de células da polpa dentária humana. J Endod 2012;38:330-8.

116. Kim JK, Shukla R, Casagrande L, et al. Diferenciação de células da polpa dentária através de conjugados de dendrímeros RGD. J Dent Res 2010;89:1433-8.

117. Paranjpe A, Smoot T, Zhang H, Johnson JD. O contacto direto com o agregado de trióxido mineral ativa e diferencia as células da polpa dentária humana. J Endod 2011;37:1691-5.

118. Galler KM, D'Souza RN, Hartgerink JD, Schmalz G. Scaffolds fo r dental pulp tissue engineering. Adv Dent Res 2011;23:333-9.

119. Huang GT, Lin LM. Carta ao editor: comentários sobre a utilização do termo "revascularização" para descrever a regeneração radicular. J Endod 2008;34:511.

120. Trope M. Potencial regenerativo da polpa dentária. J Endod 2008;34:S13-7.

121. Iohara K, Nakashima M, Ito M, et al. Regeneração da dentina através da terapia com células estaminais da polpa dentária com proteína morfogenética óssea humana recombinante 2. J Dent Res 2004;83:590-5.

122. Kodonas K, Gogos C, Papadimitriou S, et al. Formação experimental de estrutura semelhante à dentina no modelo de implante de canal radicular utilizando células progenitoras de polpa dentária suína criopreservadas. J Endod 2012;38:913-9.

123. Iohara K, Imabayashi K, Ishizaka R, et al. Regeneração completa da polpa após pulpectomia através do transplante de células estaminais CD 105+ com fator-1 derivado de células estromais.Tissue Eng 2011;17:1911-20.

124. Ishizaka R, Iohara K, Murakami M, et al. Regeneração da polpa dentária após pulpectomia por células estaminais/progenitoras fraccionadas da medula óssea e do tecido adiposo. Biomaterials 2012;33:2109-18.

125. Nakashima M, Iohara K. Regeneração da polpa dentária por células estaminais. Adv Dent Res2011;23:313-9

126. Nygaard-Ostby B. O papel do coágulo sanguíneo na terapia endodôntica: um estudo histológico experimental. Ata Odont Scand 1961;19:323-53.

127. Law A. Considerações sobre os procedimentos de regeneração. J Endod 2013;39(3 Suppl):S44-56.

128. Geisler TM. Considerações clínicas para procedimentos endodônticos regenerativos. Dent Clin North Am 2012;56:603-26.

129. Law A. Considerações sobre os procedimentos de regeneração. J Endod 2013;39(3 Suppl):S44-56.

130. Geisler TM. Considerações clínicas para procedimentos endodônticos regenerativos. Dent Clin North Am 2012;56:603-26.

131. Lovelace TW, Henry MA, Hargreaves KM, et al. Avaliação da entrega de células estaminais mesenquimais no espaço do canal radicular de dentes imaturos necróticos após procedimento endodôntico regenerativo clínico. J Endod 2011;37:133-8.

132. Jung IY, Lee SJ, Hargreaves KM. Tratamento com base biológica de dentes permanentes imaturos com necrose pulpar: uma série de casos. J Endod 2008;34:876-87.

133. Petrino JA, Boda KK, Shambarger S, et al. Desafios na endodontia regenerativa: uma série de casos. J Endod 2010;36:536-41.

134. Ruparel NB, Teixeira FB, Ferraz CC, et al. Efeito direto de medicamentos intracanais na sobrevivência de células estaminais da papila apical. J Endod 2012;38:1372-5.

135. Ring KC, Murray PE, Namerow KN, et al. A comparação do efeito da irrigação endodôntica na adesão das células à dentina do canal radicular. J Endod2008;34:1474-9.

136. Galler KM, D'Souza RN, Federlin M, et al. O condicionamento da dentina codetermina o destino das células na endodontia regenerativa. J Endod 2011;37:1536-41.

137. Iwaya SI, Ikawa M, Kubota M. Revascularização de um dente permanente imaturo com periodontite apical e trato sinusal. Dent Traumatol 2001;17:185-7.

138. Windley III W, Teixeira F, Levin L, et al. Desinfeção de dentes imaturos com uma pasta tripla de antibióticos. J Endod 2005;31:439-43.

139. Trope M. Tratamento do dente imaturo com uma polpa não vital e periodontite apical. Dent Clin North Am 2010;54:313-24.

140. Hargreaves KM, Diogenes A, Teixeira F. Opções de tratamento: base biológica dos procedimentos endodônticos regenerativos. J Endod 2013;39(3 Suppl):S30-43.

141. Jeeruphan T, Jantarat J, Yanpiset K, et al. Estudo Mahidol 1: comparação dos resultados radiográficos e de sobrevivência de dentes imaturos tratados com métodos de endodontia regenerativa ou de apexificação: um estudo retrospetivo. J Endod 2012;38:1330-6.

142. Torabinejad M, Faras H. Um relatório clínico e histológico de um dente com um ápice aberto tratado com endodontia regenerativa usando plasma rico em plaquetas.J Endod 2012;38:864-8.

143. Shimizu E, Jong G, Partridge N, et al. Observação histológica de um dente permanente imaturo humano com pulpite irreversível após procedimento de revascularização/regeneração. J Endod 2012;38:1293-7.

144. Thibodeau B, Teixeira F, Yamauchi M, et al. Revascularização pulpar de dentes imaturos de cães com periodontite apical. J Endod 2007;33:680-9.

145. Wang X, Thibodeau B, Trope M, et al. Caracterização histológica dos tecidos regenerados no espaço do canal após o procedimento de revitalização/revascularização de dentes de cão imaturos com periodontite apical. J Endod 2010;36:56-63.

146. Iwaya S, Ikawa M, Kubota M. Revascularização de um dente permanente imaturo com periodontite apical e trato sinusal. Dent Traumatol

2001;17:185-7.

147. Sato I, Ando-Kurihara N, Kota K, Iwaku M, Hoshino E. Esterilização da dentina do canal radicular infetada através da aplicação tópica de uma mistura de ciprofloxacina, metronidazol e minociclina in situ. Int Endod J 1996;29:118 -24.

148. Hoshino E, Kurihara-Ando N, Sato I, et al. Suscetibilidade antibacteriana in-vitro de bactérias retiradas de dentina radicular infetada a uma mistura de ciprofloxacina, metronidazol e minociclina. Int Endod J 1996;29:125-30.

149. Sato T, Hoshino E, Uematsu H, Noda T. Suscetibilidade antimicrobiana in vitro a combinações de fármacos em bactérias de lesões cariosas e endodônticas de dentes decíduos humanos. Oral Microbiol Immunol 1993;8:172- 6.

150. Ritter AL, Ritter AV, Murrah V, Sigurdsson A. Trope M pulp revascularization of replanted immature dog teeth after treatment with minocycline and doxycycline assessed by laser Doppler flowmetry, radiography, and histology. Dent Traumatol2004;20:75- 84.

151. Yanpiset K, Trope M. Revascularização da polpa de dentes de cão imaturos replantados após diferentes métodos de tratamento. Endod Dent Traumatol 2000;16:211-7.

152. Terranova VP, Odziemiec C, Tweden KS, Spadone DP. Repopulação de superfícies de dentina por células do ligamento periodontal e células endoteliais efeito do fator de crescimento de fibroblastos básicos. J Periodontol 1989;60:293-301.

153. Kling M, Cvek M, Mejare I. Taxa e previsibilidade da revascularização pulpar em incisivos permanentes reimplantados terapeuticamente. Endod Dent Traumatol1986;2:83-9.

154. Grossman's Endodontic practice- 13th edition.

155. Kindler V. Postnatal stem cell survival: does the niche, a rare harbor where to resist the ebb tide of differentiation, also provide lineage-specific instructions? J LeukocBiol 2005;78:836-44.

156. Nakashima M, Akamine A. A aplicação da engenharia de tecidos à regeneração da polpa e da dentina em endodontia. J Endod 2005;31:711 - 8.

157. Brazelton TR, Blau HM. Otimização de técnicas de rastreio de células estaminais transplantadas in vivo. Stem Cells 2005;23:1251- 65.

158. Nakashima M. Bone morphogenetic proteins in dentin regeneration for potential use in endodontic therapy. Cytokine Growth Fator Rev 2005;16:369 - 76.

159. Dusseiller MR, Schlaepfer D, Koch M, Kroschewski R, Textor M. Um método de impressão de microcontacto invertido em chips de poliestireno topograficamente estruturados para a cultura micro 3-D de células individuais. Biomaterials 2005;26:5917-25.

160. Sanjana NE, Fuller SB. Um método rápido e flexível de impressão a jato de tinta para modelar neurónios dissociados em cultura. J Neurosci Methods 2004;136:151- 63.

161. Barron JA, Krizman DB, Ringeisen BR. Impressão a laser de células individuais: análise estatística, viabilidade celular e stress. Ann Biomed Engl 2005;33:121-30.

162. Barron JA, Wu P, Ladouceur HD, Ringeisen BR. Biological laser printing: a novel technique for creating heterogeneous 3-dimensional cell patterns. Biomed Microdevices2004;6:139-47.

163. Mattick JS. O genoma humano e o futuro da medicina. Med J Aust2003;179:212- 6.

164. Morgunkova AA. A família do gene p53: controlo da proliferação celular e dos programas de desenvolvimento. Biochemistry (Mosc) 2005;70:955-71.

165. Li J, Zheng C, Zhang X, et al. Desenvolvimento de um modelo animal de grande porte conveniente para a transferência de genes para as glândulas salivares in vivo. J Gene Med 2004;6:55- 63.

166. Jullig M, Zhang WV, Stott NS. Terapia genética em cirurgia ortopédica: o estado atual. ANZ J Surg 2004;74:46 -54.

167. Heller LC, Ugen K, Heller R. Electroporation for targeted gene transfer.

Expert OpinDrug Deliv 2005;2:255- 68.

168. Naldini L, Blomer U, Gallay P, et al. In vivo gene delivery and stable transduction of non dividing cells by a lentiviral vetor. Science 1996;272:263-7.

169. Nakashima M, Reddi AH. A aplicação de proteínas morfogenéticas ósseas à engenharia de tecidos dentários. Nat Biotechnol 2003;21:1025-32.

170. Nakashima M, Akamine A. A aplicação da engenharia de tecidos à regeneração da polpa e da dentina em endodontia. J Endod 2005;31:711- 8.

171. Rutherford RB. Transferência do gene BMP-7 para polpas dentárias inflamadas de furões. Eur J Oral Sci2001;109:422- 4.

172. Stolberg SG. Os ensaios sobre a terapia genética são interrompidos: a criança que participava na experiência adoece: novo revés para a investigação. NY Times 2002;A1, A25.

173. Ulloa-Montoya F, Verfaillie CM, Hu WS. Sistemas de cultura para células estaminais pluripotentes. J Biosci Bioeng 2005;100:12-27.

174. Schmalz G. Utilização de culturas celulares para testes de toxicidade de materiais dentários: vantagens e limitações. J Dent 1994;22(Suppl 2):S6 -11.

175. Peter SJ, Miller MJ, Yasko AW, Yaszemski MJ, Mikos AG. Conceitos de polímeros na engenharia de tecidos. J Biomed Mater Res 1998;43:422-7.

176. Venugopal J, Ramakrishna S. Applications of polymer nanofibers in biomedicine and biotechnology (Aplicações de nanofibras de polímero em biomedicina e biotecnologia). Appl Biochem Biotechnol 2005;125:147-58.

177. Fukuda J, Khademhosseini A, Yeh J, Engl G, Cheng J, Farokhzad OC, Langer R. Micropatterned cell co-cultures using layer-by-layer deposition of extracellular matrix components. Biomaterials 2006;27:1479-86.

178. Huang GT, Sonoyama W, Chen J, Park SH. Caracterização in vitro de células da polpa dentária humana: vários métodos de isolamento e ambientes de cultura. Cell Tissue Res2006;27:1-12.

179. Helmlinger G, Yuan F, Dellian M, Jain RK. Gradientes de pH intersticial e pO2 em tumores sólidos in vivo: medições de alta resolução revelam uma

falta de correlação. Nat Med1997;3:177-82.

180. Nakashima M. Engenharia de tecidos em endodontia. Aust Endod J 2005;31:111-3.

181. Oringer RJ Biological mediators for periodontal and bone regeneration (Mediadores biológicos para a regeneração periodontal e óssea). CompendContin Educ Den. 2002;23:501- 4, 506 -10.

182. Karande TS, Ong JL, Agrawal CM. Diffusion in musculoskeletal tissue engineering scaffolds: design issues related to porosity, permeability, architecture, and nutrient mixing. Ann Biomed Engl 2004;32:1728-43.

183. Tabata Y. Nanomateriais de sistemas de administração de medicamentos para regeneração de tecidos. MethodsMol Biol 2005;300:81-100.

184. Boccaccini AR, Blaker JJ. Materiais compósitos bioactivos para andaimes de engenharia de tecidos. Expert Rev Med Devices 2005;2:303-17.

185. Kitasako Y, Shibata S, Pereira PN, Tagami J. Ponte de dentina a curto prazo de polpas mecanicamente expostas cobertas com sistemas de resina adesiva. Oper Dent 2000;25:155- 62.

186. Mjor IA, Dahl E, Cox CF. Cicatrização de exposições pulpares: um estudo ultra-estrutural. J OralPathol Med 1991;20:496 -501.

187. Silva TA, Rosa AL, Lara VS. Proteínas da matriz dentinária e factores solúveis: sinais reguladores intrínsecos da cicatrização e reabsorção dos tecidos dentários e periodontais? OralDis 2004;10:63-74.

188. Schopper C, Ziya-Ghazvini F, Goriwoda W, et al. A composição HA/TCP de um biomaterial de CaP poroso melhora a formação óssea e a degradação da estrutura: um estudo histológico a longo prazo. J Biomed Mater Res B Appl Biomater 2005;74:458-67.

189. Sachlos E, Czernuszka JT. Fazendo com que os andaimes de engenharia de tecidos funcionem. Revisão: a aplicação da tecnologia de fabrico de formas livres sólidas à produção de andaimes de engenharia de tecidos. Eur Cell Mater 2003;30:29 -39.

190. Freed LE, Vunjak-Novakovic G, Biron RJ, et al. Biodegradable polymer scaffolds for tissue engineering. Biotechnology 1994;12:689 -93.

191. Athanasiou KA, Niederauer GG, Agrawal CM. Esterilização, toxicidade, biocompatibilidade e aplicações clínicas de copolímeros de ácido poliláctico/ácido poliglicólico. Biomaterials 1996;17:93-102.

192. Taylor MS, Daniels AU, Andriano KP, Heller J. Seis polímeros bioabsorvíveis: toxicidade aguda in vitro dos produtos de degradação acumulados. J Appl Biomater1994;5:151-7.

193. Tuzlakoglu K, Bolgen N, Salgado AJ, Gomes ME, Piskin E, Reis RL. Scaffolds combinados de nano e microfibras: uma nova arquitetura para a engenharia do tecido ósseo. JMater Sci Mater Med 2005;16:1099 -104.

194. van Amerongen MJ, Harmsen MC, Petersen AH, Kors G, van Luyn MJ. A degradação enzimática de scaffolds e a sua substituição por matriz extracelular vascularizada no miocárdio murino. Biomaterials 2006;27:2247-57.

195. Griffon DJ, Sedighi MR, Sendemir-Urkmez A, Stewart AA, Jamison R. Evaluation of vacuum and dynamic cell seeding of polyglycolic acid and chitosan scaffolds for cartilage engineering. Am J Vet Res 2005;66:599-605.

196. Guo T, Zhao J, Chang J, Ding Z, Hong H, Chen J, Zhang J. Scaffold poroso de quitosana-gelatina contendo ADN plasmídeo que codifica o fator de crescimento transformador beta1 para a proliferação de condrócitos. Biomaterials 2006;27:1095-103.

197. Elisseeff J, Puleo C, Yang F, Sharma B. Advances in skeletal tissue engineering with hydrogels (Avanços na engenharia de tecidos esqueléticos com hidrogéis). Orthod Craniofac Res 2005;8:150-61.

198. Trojani C, Weiss P, Michiels JF, et al. Cultura tridimensional e diferenciação de células osteogénicas humanas num hidrogel de hidroxipropilmetilcelulose injetável. Biomaterials 2005;26:5509 -17.

199. Dhariwala B, Hunt E, Boland T. Rapid prototyping of tissue-engineering constructs, using photopolymerizable hydrogels and stereolithography. Tissue Engl 2004;10:1316 -22.

200. Alhadlaq A, Mao JJ. Construções osteocondrais com engenharia de tecidos na forma de um côndilo articular. J Bone Joint Surg Am 2005;87:936-

44.

201. Desgrandchamps F. Biomateriais na reconstrução funcional. Curr Opin Urol2000;10:201- 6.

202. Luo Y, Shoichet MS. Um hidrogel fotolábil para crescimento e migração de células tridimensionais guiadas. Nat Mater 2004;3:249 -53.

203. Kim J, Kim Y, Shin S, Park J, Jung I. Descoloração dentária de incisivo permanente imaturo associada a terapia antibiótica tripla: um relato de caso. J Endod 2010;36:1086-91.

204. Reynolds K, Johnson J, Cohenca N. Revascularização da polpa de bicúspides bilaterais necróticos utilizando uma nova técnica modificada para eliminar a potencial descoloração coronal: um relato de caso. Int Endod J 2009;42:84-92.

205. Thibodeau B, Trope M. Revascularização pulpar de um dente permanente imaturo infetado e necrótico: relato de caso e revisão da literatura. Pediatr Dent 2007;29:47-50.

206. Shin S, Albert J, Mortman R. Tratamento de revascularização pulpar num passo de um dente permanente imaturo com abcesso apical crónico: um relato de caso. Int Endod J 2009;42:1118-26.

207. da Silva L, Nelson-Filho P, da Silva R, et al. Revascularização e reparação periapical após tratamento endodôntico utilizando irrigação apical com pressão negativa versus irrigação convencional mais penso intracanal com antibiótico triplo em dentes de cães com periodontite apical. Oral Surg Oral Med Oral Pathol Oral Radiol Endod 2010;109:779-87.

208. Petrino J, Boda K, Shambarger S, Bowles W, McClanahan S. Desafios na endodontia regenerativa: uma série de casos. J Endod 2010;36:536-41.

209. Chen MY, Chen KL, Chen CA, Tayebaty F, Rosenberg PA, Lin LM. Respostas de dentes permanentes imaturos com tecido pulpar necrótico infetado e periodontite apical/abscesso a procedimentos de revascularização. Int Endod J 2012;45:294-305.

210. Belobrov I, Parashos P. Tratamento da descoloração dentária após a utilização de agregado de trióxido mineral branco. J Endod 2011;37:1017-20.

211. Banchs F, Trope M. Revascularização de dentes permanentes imaturos com periodontite apical: novo protocolo de tratamento? J Endod 2004;30:196-200.

212. Banchs F, Trope M. Revascularização de dentes permanentes imaturos com periodontite apical: novo protocolo de tratamento? J Endod 2004;30:196-200.

213. Torabinejad M, Chivian N. Clinical applications of mineral trioxide aggregate (Aplicações clínicas do agregado de trióxido mineral). J Endod 1999;25:197-205

214. Wang X, Thibodeau B, Trope M, Lin L, Huang G. Caracterização histológica dos tecidos regenerados no espaço do canal após o procedimento de revitalização/revascularização de dentes de cão imaturos com periodontite apical. J Endod 2010;36:56-63.

215. Yamauchi N, Yamauchi S, Nagaoka H, et al. Estratégias de engenharia de tecidos para dentes imaturos com periodontite apical. J Endod 2011;37:390-7.

216. Yamauchi N, Nagaoka H, Yamauchi S, Teixeira FB, Miguez P, Yamauchi M. Caracterização imunohistológica de tecidos recém-formados após procedimento regenerativo em dentes imaturos de cães. J Endod 2011;37:1636-41.

217. Thibodeau B, Teixeira F, Yamauchi M, Caplan D, Trope M. Revascularização da polpa de dentes imaturos de cães com periodontite apical. J Endod 2007;33:680-9.

218. Huang G, Sonoyama W, Liu Y. O tesouro escondido na papila apical: o papel potencial na regeneração da polpa/dentina e na engenharia biológica. J Endod 2008;34:645-51.

219. Lovelace TW, Henry MA, Hargreaves KM, Diogenes A. Avaliação da entrega de células estaminais mesenquimais no espaço do canal radicular de dentes imaturos necróticos após procedimento endodôntico regenerativo clínico. J Endod 2011;37:133-8.

220. Lenzi R, Trope M. Procedimentos de revitalização em dois incisivos

traumatizados com resultados biológicos diferentes. J Endod 2012;38:411-4.
221. Cehreli ZC, Isbitiren B, Sara S, Erbas G. Tratamento endodôntico regenerativo (revascularização) de molares necróticos imaturos medicados com hidróxido de cálcio: uma série de casos. J Endod 2011;37:1327-30.
222. Torabinejad M, Turman M. Revitalização de dente com polpa necrótica e ápice aberto usando plasma rico em plaquetas: um relato de caso. J Endod 2011;37:265-8.
223. Torabinejad M, Faras H. Um relatório clínico e histológico de um dente com um ápice aberto tratado com endodontia regenerativa usando plasma rico em plaquetas. J Endod2012;38:864-8.
224. Nosrat A, Seifi A, Asgary S. Tratamento endodôntico regenerativo (revascularização) para molares permanentes imaturos necróticos: uma revisão e relato de dois casos com um novo biomaterial. J Endod 2011;37:562-7.
225. Chueh L, Ho Y, Kuo T, Lai W, Chen Y, Chiang C. Tratamento endodôntico regenerativo para dentes permanentes imaturos necrosados. J Endod 2009;35:160-4.
226. Bose R, Nummikoski P, Hargreaves K. Uma avaliação retrospetiva dos resultados radiográficos em dentes imaturos com sistemas de canais radiculares necróticos tratados com procedimentos endodônticos regenerativos. J Endod 2009;35:1343-9.
227. Hargreaves K, Geisler T, Henry M, Wang Y. Potencial de regeneração do dente permanente jovem: o que é que o futuro nos reserva? J Endod 2008;34:S51-6.
228. Chueh L, Huang G. Dentes imaturos com periodontite perirradicular ou abcesso submetidos a apexogénese: uma mudança de paradigma. J Endod 2006;32:1205-13.
229. Cotti E, Mereu M, Lusso D. Tratamento regenerativo de um dente imaturo e traumatizado com periodontite apical: relato de um caso. J Endod 2008;34:611-6.
230. Cehreli ZC, Sara S, Aksoy B. Revascularização de incisivos permanentes imaturos após lesão de luxação extrusiva grave. J Can Dent Assoc

2012;78:c4.

231. Rutherford RB, Gu K. Treatment of inflamed ferret dental pulps with recombinant bone morphogenetic protein-7.1. Eur J Oral Sci 2000;108:202- 6.

232. Barthel CR, Rosenkranz B, Leuenberg A, Roulet JF. Capeamento pulpar de exposições cariosas: resultado do tratamento após 5 e 10 anos: um estudo retrospetivo. J Endod2000;26:525 - 8.

233. Sedgley CM, Molander A, Flannagan SE, et al. Virulência, fenótipo e caraterísticas genotípicas de Enterococcus spp. endodônticos Oral Microbiol Immunol2005;20:10 -9.

234. Goldman LB, Goldman M, Kronman JH, Lin PS. A eficácia de várias soluções de irrigação para endodontia: um estudo de microscopia eletrónica de varrimento. Oral Surg OralMed Oral Pathol 1981;52:197-204.

235. Kaufman AY, Kcila S. Hipersensibilidade ao hipoclorito de sódio. J Endod 1989;15:224-6.

236. Oncag O, Hosgor M, Hilmioglu S, Zekioglu O, Eronat C, Burhanoglu D. Comparação dos efeitos antibacterianos e tóxicos de vários irrigantes de canais radiculares. Int Endod J2003;36:423-32.

237. Takeda FH, Harashima T, Kimura Y, Matsumoto K. Um estudo comparativo da remoção da smear layer por três irrigantes endodônticos e dois tipos de laser. IntEndod J 1999;32:32-9.

238. Jeansonne M, White RR. A comparison of 2.0% chlorhexidine gluconate and 5.25% sodium hypochlorite as antimicrobial endodontic irrigants. J Endod 1994;20:276-8.

239. Leonardo MR, Tanomaru Filho M, Silva LAB, Nelson Ffilho P, Bonifacto KC, Ito IY. Atividade antimicrobiana in vitro da clorexidina a 2,0% utilizada como solução irrigante de canais radiculares. J Endod 1995;25:167-71.

240. Yesilsoy C, Whitaker E, Cleveland D, Phillips E, Trope M. Antimicrobial and toxic effects of established and potential root canal irrigants. J Endod 1995;21:513-5.

241. Yamashita JC, Tanomaru Filho M, Leonardo MR, Rossi MA, Silva

LAB. Estudo ao microscópio eletrônico de varredura da capacidade de limpeza da clorexidina como irrigante de canais radiculares. Int Endod J 2003;36:391-4.

242. Estrela CR, Estrela C, Reis C, Bammann LL, Pecora JD. Controle de microrganismos invitro por irrigantes endodônticos. Braz Dent J 2003;14:187-92.

243. Fouad AF, Zerella J, Barry J, Spangberg LS. Deteção molecular de espécies de Enterococcus em canais radiculares de infecções endodônticas resistentes à terapia. Oral Surg OralMed Oral Pathol Oral Radiol Endod 2005;99:112- 8.; Erratum in: Oral Surg OralMed Oral Pathol Oral Radiol Endod 2005;99:254.

244. Stuart CH, Schwartz SA, Beeson TJ, Owatz CB. Enterococcus faecalis: o seu papel no insucesso do tratamento do canal radicular e conceitos actuais de retratamento. J Endod 2006;32:93- 8.

245. Jacobsen PL, Epstein JB, Cohan RP. Compreender os produtos dentários "alternativos". Gen Dent 2001;49:616 -20.

246. Brannstrom M. Smear layer: considerações patológicas e de tratamento. Oper DentSuppl 1984;3:35- 42.

247. Czonstkowsky M, Wilson EG, Holstein FA. A camada de esfregaço em endodontia. Dent ClinNorth Am 1990;34:13-25.

248. Takeda FH, Harashima T, Kimura Y, Matsumoto K. Um estudo comparativo da remoção da smear layer por três irrigantes endodônticos e dois tipos de laser. IntEndod J 1999;32 32-9.

249. Torabinejad M, Handysides R, Khademi A, Bakland L. Implicações clínicas da smear layer em endodontia: uma revisão. Oral Surg Oral Med Oral Path Oral Rad Endo2002;94:658 -66.

250. Sen BH, Wesselink PR, Turkun M. A smear layer: um fenómeno na terapia de canais radiculares. Int Endod J 1995;28:141- 8.

251. Menezes AC, Zanet CG, Valera MC. Capacidade de remoção da smear layer de soluções desinfetantes utilizadas com e sem EDTA na irrigação de canais: um estudo em MEV. Pesqui Odontol Bras 2003;17:349 -55.

252. Riond JL, Riviere JE. Pharmacology and toxicology of doxycycline. Vet Hum Toxicol 1988;30:431- 43.

253. Zehnder M, Schmidlin P, Sener B, Waltimo T. Chelation in root canal therapy reconsidered. J Endod 2005;31:817-20.

254. Torabinejad M, Khademi AA, Babagoli J, et al. Uma nova solução para a remoção da camada de esfregaço. J Endod 2003;29:170 -5.

255. Torabinejad M, Johnson WB. Solução de irrigação e métodos de utilização. Instituto de Patentes e Marcas dos EUA. Pedido de Patente dos Estados Unidos 20030235804; 25 de dezembro de 2003.

256. Zhang W, Torabinejad M, Li Y. Avaliação da citotoxicidade do MTAD utilizando o método de tetrazólio MTT. J Endod 2003;29:654 -7.

257. Bogardus JB, Blackwood RK Jr. Solubilidade da doxiciclina em solução aquosa. J ParmSci 1979;68:188 -94.

258. Torabinejad M, Cho Y, Khademi AA, Bakland LK, Shabahang S. O efeito de várias concentrações de hipoclorito de sódio na capacidade do MTAD para remover a camada de esfregaço. J Endod 2003;29:233-9.

259. Shabahang S, Torabinejad M. Effect of MTAD on Enterococcus faecalis-contaminated root canals of extracted human teeth. J Endod 2003;29:576 -9.

260. Baker PJ, Evans RT, Coburn RA, Genco RJ. A tetraciclina e os seus derivados ligam-se fortemente à superfície dentária e são libertados da mesma na sua forma ativa. J Periodontol1983;54:580 -5.

261. Bjorvatn K, Skaug N, Selvig KA. Esmalte e dentina impregnados com tetraciclina: duração da capacidade antimicrobiana. Scand J Dent Res 1985;93:192-7.

262. Costea DE, Dimba AO, Loro LL, Vintermyr OK, Johannessen AC. O fenótipo do epitélio oral humano normal reconstituído invitro é essencialmente determinado pelo meio de cultura. J Oral Pathol Med 2005;34:247-52.

263. Strobl H, Gojer G, Norer B, Emshoff R. Avaliação da revascularização de incisivos superiores permanentes avulsionados através da fluxometria Doppler a laser. J Am Dent Assoc 2003; 134:1597 -

603.

264. Petersson K, Soderstrom C, Kiani-Anaraki M, Levy G. Avaliação da capacidade dos testes térmicos e eléctricos para registar a vitalidade da polpa. Endod Dent Traumatol1999;15:127-31.

265. Kress B, Buhl Y, Anders L, Stippich C, Palm F, Bahren W, Sartor K. Análise quantitativa da intensidade do sinal de ressonância magnética como ferramenta para avaliar a vitalidade da polpa dentária. DentomaxillofacRadiol 2004;33:241- 4.

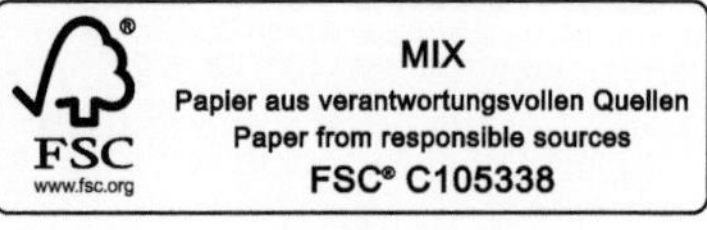

Printed by Books on Demand GmbH, Norderstedt / Germany